Arbeit darf nicht krank machen

Sandra Quantz

Arbeit darf nicht krank machen

Impulse einer Hausärztin

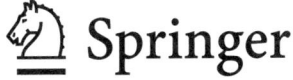 Springer

Sandra Quantz
Hamburg, Deutschland

ISBN 978-3-662-62160-8   ISBN 978-3-662-62161-5   (eBook)
https://doi.org/10.1007/978-3-662-62161-5

Die Deutsche Nationalbibliothek verzeichnet diese Publikation in der Deutschen Nationalbibliografie; detaillierte bibliografische Daten sind im Internet über http://dnb.d-nb.de abrufbar.

Springer
© Der/die Herausgeber bzw. der/die Autor(en), exklusiv lizenziert durch Springer-Verlag GmbH, DE, ein Teil von Springer Nature 2020
Das Werk einschließlich aller seiner Teile ist urheberrechtlich geschützt. Jede Verwertung, die nicht ausdrücklich vom Urheberrechtsgesetz zugelassen ist, bedarf der vorherigen Zustimmung des Verlags. Das gilt insbesondere für Vervielfältigungen, Bearbeitungen, Übersetzungen, Mikroverfilmungen und die Einspeicherung und Verarbeitung in elektronischen Systemen.
Die Wiedergabe von allgemein beschreibenden Bezeichnungen, Marken, Unternehmensnamen etc. in diesem Werk bedeutet nicht, dass diese frei durch jedermann benutzt werden dürfen. Die Berechtigung zur Benutzung unterliegt, auch ohne gesonderten Hinweis hierzu, den Regeln des Markenrechts. Die Rechte des jeweiligen Zeicheninhabers sind zu beachten.
Der Verlag, die Autoren und die Herausgeber gehen davon aus, dass die Angaben und Informationen in diesem Werk zum Zeitpunkt der Veröffentlichung vollständig und korrekt sind. Weder der Verlag, noch die Autoren oder die Herausgeber übernehmen, ausdrücklich oder implizit, Gewähr für den Inhalt des Werkes, etwaige Fehler oder Äußerungen. Der Verlag bleibt im Hinblick auf geografische Zuordnungen und Gebietsbezeichnungen in veröffentlichten Karten und Institutionsadressen neutral.

Bildnachweis Umschlag: © VectorMine / stock.adobe.com

Springer ist ein Imprint der eingetragenen Gesellschaft Springer-Verlag GmbH, DE und ist ein Teil von Springer Nature.
Die Anschrift der Gesellschaft ist: Heidelberger Platz 3, 14197 Berlin, Germany

Vorwort

Woran denken Sie als erstes, wenn Sie „Arbeit darf nicht krank machen" lesen? An Infektionen mit dem Coronavirus in der Fleischindustrie? An gestresste Manager, die frühzeitig einen Herzinfarkt bekommen? An Ihren verspannten Nacken? Als Hausärztin erlebe ich täglich, wie Patienten an schwierigen beruflichen Zusammenhängen leiden und welche negativen Auswirkungen das auf ihren Gesundheitszustand hat, ja, wie Arbeit Menschen krank machen kann. Auf tausend Arten und in vielfältigen Variationen. Mich bedrückt die allgegenwärtige Not. Umso mehr, als eine befriedigende und sinnvolle Erwerbsarbeit ja eine wichtige Quelle für Gesundheit sein könnte und es oft auch ist!

Wie ich Menschen mit berufsbedingten Gesundheitsproblemen unterstützen kann, habe ich weder im Medizinstudium noch in der Weiterbildung zur Fachärztin für Allgemeinmedizin gelernt. Wir stehen als Ärzte dem Krankheitserreger „Arbeitswelt" ohne Waffen und weitgehend unvorbereitet gegenüber.

Meine eigene hausärztliche Arbeit wurde durch die Weiterbildung zur Beraterin und Coach ungemein bereichert. Ich bin viel sicherer in der Beratung der Patienten geworden und kann gezielter Impulse setzen. So fließen die Techniken und Gedanken aus der Weiterbildung in meine Hausarztpraxis ein. Dabei nutze ich verbreitete und alte Methoden genauso wie weniger bekannte, neue, bin ganz pragmatisch nicht an einer bestimmten Schule, sondern am Nutzen orientiert. Das macht mir viel Freude und ich möchte es gerne teilen; so entstand dieses Buch. Es soll Betroffenen helfen, gesund zu bleiben oder zu werden und im besten Fall wieder gerne zu arbeiten. Es soll dabei unterstützen, aus dem Funktionier-Modus in mehr Lebensfreude zu kommen. Dafür braucht es zunächst einmal Einsicht in die Zusammenhänge zwischen Arbeit und Gesundheit. Zweitens braucht es Ideen, wie Veränderung gelingen kann, drittens den Mut, sich in Bewegung zu setzen, sich selbst zu ermächtigen, anstatt in einer Opferhaltung zu verharren. Gut wären zusätzlich ein weiter Blick für die Möglichkeiten sowie eine Idee, wo es denn hingehen könnte. Um sich dann für sich selbst einzusetzen, für einen neuen Umgang im Innen und Veränderungen im Außen.

Entwicklungen zu begleiten und zu ermöglichen ist mir persönlich ein großes Anliegen. Natürlich kann ich in der hausärztlichen Sprechstunde keine kompletten Coachingsitzungen durchführen. Doch für Impulse und Fragen reicht auch die Zeit im Kassenarztwesen. Ergänzend biete ich gemeinsam mit meinem Mann für Betroffene mittlerweile Coaching in der Gruppe „Wieder gerne arbeiten" an. Einige Worte vorab zum Begriff Coaching: Oftmals wird Coaching mit teuren Maßnahmen, die nur Führungskräften vorbehalten sind, gleichgesetzt. Coachingmethoden eignen sich keineswegs nur für Chefs, sondern können Menschen in allen Hierarchiestufen nützen. Für viele Schritte braucht es nicht mal einen Coach. In diesem Buch befinden sich eine Reihe von Fragen und Übungen zum Selbstcoaching. Gut dabei zu wissen: Die eigene körperliche Erfahrung, auch wenn es lediglich in Form von Schreiben oder Aufmalen ist, wirkt dabei stärker als nur die gedankliche Reflektion. Doch auch Leser, die keine Lust dazu haben, Übungen auszuprobieren oder Antworten auf Fragen zu formulieren, finden wertvolle Anregungen und Inspirationen. Geschichten und Beispiele haften besser im Gedächtnis als theoretische Abhandlungen. Spannend sind Ergebnisse der Hirnforschung, doch ich beschränke mich bewusst und schreibe über neurobiologische und arbeitspsychologische Hintergründe nur, soweit es dem Verständnis dient. Dieses Buch möchte praktisch, einfach verständlich, bildlich und konkret sein. Und nützlich, wobei ich darauf vertraue, dass jede Leserin, jeder Leser sich das raussucht, was ihr oder ihm am meisten hilft.

Worauf ich bewusst verzichte, sind historische Abhandlungen und Appelle zur Weltverbesserung. Räume erst dein Zimmer auf, bevor du die Welt retten gehst, so lautet eine der zwölf Lebensregeln von Jordan B. Peterson. Das habe ich persönlich getan und tue es immer wieder, und so erlaube ich es mir, gelegentlich meine eigene Entwicklungsgeschichte zu beruflicher Zufriedenheit und seelischer Ausgeglichenheit zu streifen.

Mir liegt es am Herzen, bei aller Kritik an gesellschaftlichen und unternehmerischen Rahmenbedingungen, die konkreten Möglichkeiten des Einzelnen nicht zu unterschätzen, sondern klug zu nutzen. Dazu möchte ich meine langjährigen Erfahrungen als Hausärztin und meine gesammelten Schätze als Coach teilen. Der Fokus dieses Buches liegt auf seelischen Prozessen im Wissen der Untrennbarkeit von Seele und Körper. „Geh Du vor, sagte die Seele zum Körper, auf mich hört er nicht. Vielleicht hört er auf Dich.", so formuliert es der Fotograph und Schriftsteller Ulrich Schaffer. Natürlich sind körperliche Übungen und Ausgleichssport bei langem Sitzen sinnvoll und nötig, aber nicht Thema dieses Buches.

Bevor Sie tiefer einsteigen, möchte ich Sie warnen. Ich bin ausgesprochen lösungs- und handlungsorientiert und sehe Krisen als Möglichkeit an, Besseres hervorzubringen. Meine Tochter schlug vor, einen Warnhinweise auf der Rückseite dieses Buches anzubringen: Vorsicht Lösungen! Wer nur Mitleid sucht, ist hier falsch. Diese Idee entspringt ihren leidvollen Erfahrungen mit meiner ausgeprägten Neigung, nach Auswegen zu suchen, wenn sie eigentlich nur ihr Problem mit mir teilen will.

Also auf zu inneren Antreibern, Opfern, Tätern und Rettern, Scheiße die warm ist, ganz vielen wahren Geschichten, Unterstützungsmöglichkeiten und Lösungen. Natürlich streifen wir die großen drei Themen Stress, Mobbing und Burn-out. Sie lesen darüber, wie unser Gehirn so tickt und wie Sie besser für sich sorgen, Konflikte als Chancen betrachten und leichter Grenzen setzen. Und freuen Sie sich auf die Berichte von gelungenen Lösungen am Schluss, oder lesen Sie diese als Erstes.

Ich danke meiner Familie, meiner Tochter Tabea als Erstleserin für ihre Korrekturen und meiner Tochter Mathilda für das Reinzeichnen der Abbildungen. Der beste Ehemann von allen, Johann-Christoph, unterstützt mich jederzeit und hat viel Sorgfalt in die Durchsicht der finalen Version gesteckt. Martin Kowalewski gab mir wichtiges kollegiales Feedback und erweiterte mein Wissen um den Betriebsrat. Joanna Bouchi-Häfner bin ich dankbar für ihre warme Rückmeldung. Meine Ausbilderinnen aus der Integralis Akademie haben nicht nur Methoden gelehrt, sondern auch meine Persönlichkeitsentwicklung und meinen Weg zu meiner eigenen beruflichen Zufriedenheit wunderbar begleitet. Dank gilt dem Springer Verlag, insbesondere Frau Monika Radecki und Frau Dr. Esther Dür für ihre wertvolle Unterstützung.

Hamburg   Sandra Quantz

                                                                                              Herbst 2020

Inhaltsverzeichnis

1	**Einführung**		1
	1.1	Gesundheit und Arbeit	3
	1.2	Herausforderungen der modernen Arbeitswelt	6
	1.3	Die Beschaffenheit des berufstätigen Menschen	9
	1.4	Selbstreflektion: Und, wie steht es um Sie?	10
	Literatur		11
2	**Ein neuer Blick auf Stress und gute Grenzen**		13
	2.1	Was treibt Sie an?	14
		2.1.1 Sei perfekt	15
		2.1.2 Sei schnell!	17
		2.1.3 Streng dich an!	18
		2.1.4 Sei beliebt!	18
		2.1.5 Sei stark!	19
		2.1.6 Vom Antreiber zur Energiequelle	20
	2.2	Stress besser bewältigen	21
		2.2.1 Grundlagenwissen zum Stress hilft	21
		2.2.2 Stress ist gut, Dauerstress ist das Problem	23
		2.2.3 Warum ein Trauma in der eigenen Geschichte alles verschlimmert	27
		2.2.4 Selbstreflexion zu Stress und Trauma	30

2.3	Erholung und Entspannung sind gar nicht so leicht	31
2.4	Äußere und innere Grenzen setzen	35
	2.4.1 Wieso wir so ungerne Nein sagen	35
	2.4.2 Das kleine und das große Nein am Arbeitsplatz	36
	2.4.3 Grenze zwischen Privatleben und Arbeit	40
	2.4.4 Innere Abgrenzung	40
	2.4.5 Neuer Umgang mit Grenzen	43
Literatur		43

3 Selbstfürsorge verhindert das Ausbrennen — 45

3.1	Bin ich schon im Burn-out?	45
	3.1.1 Was genau ist eigentlich Burn-out?	46
	3.1.2 Wie kommt es zum Ausbrennen?	48
3.2	Wer bin ich und was brauche ich?	49
	3.2.1 Frühe Erfahrungen wirken heute noch	50
	3.2.2 Die vielen Stimmen in mir ergeben ein Team	53
	3.2.3 Glaubenssätze ausmisten und überarbeiten	56
3.3	Neue Wege finden	57
	3.3.1 Der Irrsinn von Wiederholungen	58
	3.3.2 Die zwei Gesichter von Erwartungen	59
	3.3.3 Stärkung von positiven Gedanken	62
Literatur		63

4 Konflikte lieben lernen — 65

4.1	Was tun, wenn Sie sich schlecht behandelt fühlen?	65
4.2	Gegenwehr bei Mobbing	67
4.3	Opfer, Täter oder Retter?	70
4.4	Konflikte gut bewältigen	71
	4.4.1 Umgang mit Cholerikern und Wut	73
	4.4.2 Die Konfliktrutschbahn	75
	4.4.3 Unterstützung bei Konflikten	75
4.5	Neuer Umgang mit Konflikten	76
Literatur		76

5 Warum Veränderung so schwer fällt und wie sie gelingt — 77

5.1	Scheiße ist warm	77
5.2	Was kann Coaching leisten	81
	5.2.1 Wissen über Systeme hilft	82
	5.2.2 Aufstellungen lassen Systeme lebendig werden	83

5.3	Wie Veränderung gelingt	85
5.4	Von der Absicht zur Zielerreichung	88
	5.4.1 In vier Schritten zum Ziel – WOOP	88
	5.4.2 Mit allen Sinnen neue Wege bahnen – Embodiment	90
Literatur		91

6 Unterstützung im Gesundheitswesen 93
6.1 Was die Hausärztin tun kann 94
    6.1.1 Der gelbe Schein – vom Sinn und Unsinn der Arbeitsunfähigkeit 94
    6.1.2 Medikamente 98
6.2 Psychotherapie 99
6.3 Ich brauch 'ne Kur! 100
Literatur 100

7 Inspiration und Lösungswege 101
7.1 Im Unternehmen besser zurechtkommen 101
    7.1.1 Was ich denke, prägt, was ich fühle 102
    7.1.2 Wehrt Euch! 103
    7.1.3 Homeoffice 104
    7.1.4 Innerbetriebliche Umorientierung 105
7.2 Einen neuen guten Platz in der Arbeitswelt finden 106
    7.2.1 Ist es woanders besser? 106
    7.2.2 Zeitarbeit 108
    7.2.3 Einfach gehen? 108
    7.2.4 Selbstständigkeit 109
    7.2.5 Gar nicht mehr arbeiten? 110
    7.2.6 Wohin soll es für Sie gehen? 111
7.3 Fazit und Ausblick 112
Literatur 115

Stichwortverzeichnis 117

Über die Autorin

Dr. med. Sandra Quantz ist seit 2006 als Fachärztin für Allgemeinmedizin in einer Gemeinschaftspraxis in Hamburg niedergelassen. Vorher war sie über ein Jahrzehnt am Universitätsklinikum Hamburg-Eppendorf in Forschung und Lehre tätig, befasste sich unter anderem mit qualitativer Forschung zu Krankheitskonzepten von Patienten. 2013 begann sie mit Weiterbildungen zu Aufstellungsarbeit, Beratung und Coaching. Hier arbeitet sie – mit einem körperorientierten, transpersonalen und systemischem Ansatz – mit Einzelpersonen und in der Gruppe. Es ist ihr ein besonderes Anliegen, den Zusammenhang zwischen Berufstätigkeit und Gesundheit verständlich zu machen und den Einzelnen dabei zu unterstützen, wirksam zu werden.

1 Einführung

> In diesem Kapitel erfahren Sie, wie Gesundheit und Arbeit zusammenhängen. Welche Arbeitsbedingungen machen krank und wie steht es um die Gesundheit der Arbeitnehmer? Globalisierung und Digitalisierung haben das Arbeitsleben maßgeblich verändert. Unternehmen fordern Effektivität und Flexibilität. Die Geschwindigkeit des Wandels von Prozessen macht viele Beschäftigte schwindelig. Die Herausforderungen der modernen Arbeitswelt und die Beschaffenheit des berufstätigen Menschen greifen auf eine Weise ineinander, die Überanstrengung und Unzufriedenheit fördert. Wir alle wünschen uns eine Arbeit, die uns erfüllt und Sinn stiftet, uns ein gutes Leben ermöglicht und leiden doch so oft unter dem, was wir real erleben.

Arbeit macht das Leben süß. Arbeit ist das halbe Leben. Das sind vertraute Sätze über Arbeit. Ich sage: Arbeit macht krank. Das ist die überspitzte Kurzversion. In Wirklichkeit meine ich: Menschen können an ihren Arbeitsbedingungen erkranken. Dies geschieht oft und beeinträchtigt ihr Wohlbefinden in erschreckender Weise. Wie komme ich dazu? Als Hausärztin erlebe ich mit, wie viele Patienten und Patientinnen in schwierigen beruflichen Konstellationen stecken. Ich nehme wahr, wie dies ihrer Gesundheit und ihrer Lebensqualität schadet. Als systemische Beraterin und Coach berate ich Klienten in solchen schweren Zeiten. Damit Sie sich das besser vorstellen können, liebe Leserin, lieber Leser, stelle ich Ihnen hier drei Patienten aus meiner hausärztlichen Sprechstunde vor. Um die Anonymität der Patienten zu schützen, habe ich den Namen und manchmal auch andere Details verändert, doch alle Beispiele stammen aus dem echten Leben.

> **Beispiel**
>
> Cornelia arbeitet als Pflegerin in einem Altenheim im Schichtdienst. Im Heim kündigen immer mehr Kolleginnen, weil sie nach besseren Arbeitsbedingungen woanders suchen. Sie muss häufiger einspringen, nicht nur sie, sondern alle verbleibenden Angestellten arbeiten immer mehr, aus Solidarität mit ihren Kolleginnen und zu den Patienten. Gleichzeitig steigt der Krankenstand. Zeitarbeitskräfte können den Mangel nicht wirklich auffangen, brauchen viel Einarbeitung und kennen die Eigenheiten der Heimbewohner, die Abläufe und ungeschriebenen Regeln nicht. Cornelia liebt ihren Beruf, ist sehr verantwortungsvoll und will ihre Bewohner gut versorgt wissen. Ihre Hauterkrankung bricht immer häufiger aus. Wie vielen Menschen im Schichtdienst fehlt ihr ein regelmäßiger Schlafrhythmus und sie schläft schlecht. Sie ist tiefgreifend erschöpft.
>
> Der Polizist Jakob weiß keinen anderen Ausweg, als mich um eine Krankschreibung zu bitten, weil sein zweijähriger Sohn ins Krankenhaus muss. Er kann dafür keinen Urlaub nehmen, denn es gilt gerade wieder mal eine Urlaubssperre. Seine vielen, vielen Überstunden werden wohl irgendwann einfach verfallen. Seine Ehe kriselt schon länger. Jakob sieht so müde und unglücklich aus, dass ich ihn am liebsten in den Arm nehmen möchte.
>
> Beim Gesundheitscheck von Lars stelle ich Übergewicht, zu hohen Blutdruck und zu hohe Cholesterinwerte fest. Lars arbeitet als Verkäufer im Einzelhandel, er sei abends so geschafft, dass er nur noch aufs Sofa sinke und seine Kraft reiche grade noch für die Fernbedienung. Dann spüle er seinen Frust mit ein paar Flaschen Bier runter. Dass er raucht, vervollständigt das Vollbild von Faktoren, die sein Risiko für Herzinfarkt, Schlaganfall, Nierenversagen und Sehstörungen erheblich steigern und seine Lebenserwartung verringern.

Die klassische Schulmedizin weiß viel über Zusammenhänge und Folgen: chronischer Schlafmangel erhöht beispielsweise die Gefahr, an Diabetes und Demenz zu erkranken. Schon kurzfristig sinken Konzentration und Belastbarkeit, während die Anfälligkeit für Infektionen steigt. Die Medizin kennt Medikamente gegen Schlafstörungen, hohen Blutdruck und Hauterkrankungen. Doch wie das Übel an der Wurzel packen?

Jede Woche bittet mich jemand um eine Krankschreibung, weil er oder sie sich nicht mehr anders gegen den beruflichen Druck zu helfen weiß, nicht mehr aus und ein weiß, einfach nicht mehr kann. Noch häufiger jedoch lehnen Patienten und Patientinnen eine aus meiner Sicht sinnvolle und notwendige Krankschreibung ab. Sie sagen, sie können nicht am Arbeitsplatz fehlen, wegen wichtiger Aufgaben, Unterbesetzung, Angst vor Kündigung, Lohnkürzungen oder einem cholerischen Vorgesetzten. Im Zweifel steckt er oder sie lieber die Kollegen an, als nicht hinzugehen. Präsentismus heißt dieses Phänomen des krank zur Arbeit Gehens, später mehr dazu. Immer wieder erzählen mir Kranke, wie sie trotz Krankschreibung von zuhause aus weiterarbeiten, Dinge organisieren, delegieren, selbst erledigen, per Telefon, Mail oder am eigenen Computer.

Bei Gesundheitschecks frage ich immer nach Belastungen und Konflikten im beruflichen oder privaten Umfeld. Dadurch decke ich regelmäßig berufliche Problemlagen auf, die mitunter schon jahrelang bestehen. Kommen Patienten mit unspezifischen Beschwerden wie Kopfschmerzen, Nackenschmerzen, Schlafstörungen, Müdigkeit, so finde ich oft Zusammenhänge, die die Leidenden selbst gar nicht herstellen. Bei der Belastung kein Wunder, denke ich dann und staune über die Scheuklappen der Betroffenen.

Mir scheint, dass Gesundheitsprobleme im Kontext beruflicher Herausforderungen im Laufe meines Berufslebens derart zunehmen, dass mir – bereits vor den Zeiten der das Leben so bestimmenden Coronapandemie – schon das Wort Epidemie dafür in den Sinn kam. Im Gegensatz dazu ist das arbeitsbedingte Kranksein aber eine heimliche Seuche, die nicht viel Wahrnehmung erhält, weder in der Öffentlichkeit noch in der Medizin. Dabei sind die Auswirkungen massiv.

1.1 Gesundheit und Arbeit

Gibt man die Begriffe „Business" und „Health" in die Suchmaske von Google ein, so findet man zahlreiche Seiten, die sich damit beschäftigen, warum Gesundheit grundlegend für beruflichen Erfolg ist. Firmen bieten ihrem Führungspersonal umfangreiche Managerchecks an, in denen ein Haufen – aus meiner Sicht völlig unsinniger – technischer Untersuchungen durchgeführt werden. Wie wichtig berufliches Wohlbefinden hingegen für die Gesundheit ist, dazu liest man weniger.

Wie kann Arbeiten die Gesundheit ruinieren? Aus einer hohen beruflichen Belastung resultieren ungesunde Lebensführung wie Rauchen als Mittel zum Stressabbau oder Essen als Belohnung und oder zu Unzeiten, depressive Verstimmung, Antriebsarmut mit entsprechendem Bewegungsmangel. Ich komme nicht dazu, Sport zu machen, zum CheckUp zu kommen, mich besser zu ernähren, und so weiter und so fort, weil ich so viel arbeiten muss, diese Ausflucht kann ich schon nicht mehr hören. Überstunden? Normal! Sinnvolle Freizeitgestaltung? Fällt immer schwerer! Alkoholkonsum, Filme und Computerspiele zum Abschalten erscheinen nur dem Verzweifelten als gutes Mittel, um zu entspannen.

Sind der Zeitdruck und die Angst, etwas falsch zu machen, kombiniert mit einem Bildschirmarbeitsplatz, so sind hartnäckige Nackenverspannungen vorprogrammiert. Kopfschmerzen, gerne am freien Wochenende, Kreuzschmerzen, Reizdarmbeschwerden wie Übelkeit, Durchfall und Bauchweh treten ebenfalls im Zusammenhang mit beruflichem Stress auf. Patienten leiden unter chronischer Müdigkeit, Schwindel, Ein- und Durchschlafproblemen, Albträumen, möchten Aufbaumittel und Schlaftabletten von mir.

> Körper und Psyche bilden eine untrennbare Einheit und so sind eigentlich immer beide Bereiche betroffen.

Unser Körper meldet uns zurück, wenn wir aus dem seelischen Gleichgewicht geraten, zum Beispiel so: Angst und Anspannung ändern unsere Haltung, wir sind weniger aufrecht und ziehen den Kopf ein. Das belastet unsere Nacken- und Schultermuskeln, daraus wiederum resultieren Kopf- und Nackenschmerzen und manchmal auch Schwindel. Fühlen wir uns hingegen sicher und ruhig, nehmen wir eine aufrechte, selbstbewusste Haltung ein, wie eine Königin, dann entlastet dies genau diese Muskeln. Oft erleben Menschen Körpersymptome primär als hinderlich fürs Funktionieren und wollen sie weghaben, statt sie als Signale dafür zu sehen, dass sie aus einem gesunden Gleichgewicht geraten sind.

> Das und wie ungünstige Arbeitsbedingungen die Gesundheit schädigen, ist wissenschaftlich nachgewiesen.

Eine ganze Reihe von wissenschaftlichen Studien untersuchten Zusammenhänge zwischen konkreten Belastungen und Beschwerden bzw. dem Gesundheitszustand, hier nur vier Beispiele:

- Eine Langzeitstudie der Universität Groningen (Keller et al. 2019) zeigte, dass ständige Unterbrechungen in der Arbeit (einer der häufigsten Stressfaktoren) Frustration und Anspannung begünstigen. Betroffene litten häufiger unter Kopf- und Rückenschmerzen sowie Schlafstörungen.
- Metaanalysen sind wissenschaftliche Verfahren, die Erkenntnisse von vielen einzelnen Studien zusammenfassen. Eine solche Metaanalyse aus Kopenhagen (Madsen et al. 2017) erforschte den Zusammenhang von beruflicher Belastung und Depression. Wer viel Druck und wenig Gestaltungsspielraum bei der Arbeit hat, zeigt häufiger Symptome einer Depression, so das Ergebnis.
- Überstunden sind statistisch assoziiert mit einem erhöhten Verletzungsrisiko durch Unfälle, mit dem Auftreten von Diabetes, Depressionen und Angststörungen, so eine andere Metaanalyse aus Hongkong (Wong 2019). Wer viele Überstunden macht, raucht häufiger, trinkt mehr Alkohol, er-

nährt sich schlechter und bewegt sich weniger. Das wiederum erhöht das Risiko für Herzinfarkte und Schlaganfälle. Sie erinnern sich an Lars? Übrigens, nicht nur Überstunden, auch wenig Urlaub ist nachweisbar verbunden mit einer schlechteren Gesundheit.
- Westerlund (2004) und sein Team wiesen nach, dass Prozesse auf der Firmenebene sich auf die Gesundheit der Mitarbeiter auswirken. So geht nicht nur Job-Abbau, sondern auch schnelles Wachstum von Betrieben mit mehr Krankheit bei den Beschäftigten einher.

> Immer mehr Arbeitnehmer werden mit Diagnosen aus dem psychischen Formenkreis krankgeschrieben.

Die Zahlen zur Entwicklung der Krankschreibungen aus psychischen Gründen bestätigen meinen persönlichen Eindruck, dass das Problem zunimmt. Seit 1997 beobachtet eine große deutsche Krankenkasse, die DAK (2019), bei ihren Versicherten eine Verdreifachung der Fehltage durch Depression bzw. Anpassungsstörungen. Dabei sind bestimmte Wirtschaftszweige häufiger betroffen als andere, die Spitzenreiter sind Beschäftigte in der öffentlichen Verwaltung und im Gesundheitswesen. Die DAK reagiert mit Angeboten zur Stressbewältigung und Resilienzberatung. 2018 fehlte auch nach Daten der AOK jeder 18. versicherte Arbeitnehmer wegen einer psychischen Erkrankung im Job, Frauen doppelt so oft wie Männer. Die Betriebskrankenkassen forderten nach einer Datenauswertung mit ähnlichen Ergebnissen (NN. 2019a) mehr „Aktivitäten von Unternehmen zum Erhalt der psychischen Gesundheit der Mitarbeiter".

Die AOK (AOK Bundesverband 2018) analysierte nicht nur die Häufigkeit der Fehlzeiten, sondern befragte 2000 Versicherte auch näher. Mitarbeiter, die ihre Arbeit als sinnstiftend und den Arbeitgeber als loyal ihnen gegenüber empfanden, hatten durchschnittlich statt 12,1 nur 9,4 Krankheitstage pro Jahr. Sie berichteten weniger oft von Schmerzen im Rücken und in Gelenken (36 statt 54 %) und waren seltener erschöpft (33 statt 56 %). Trotz geringerer Krankheitstage ging diese Untergruppe auch seltener entgegen dem Rat ihrer Ärztin krank zu Arbeit (18 versus 25 %).

Selbstverständlich können Menschen ohne berufliche oder sonstige Probleme psychisch erkranken. Genauso wie wir bei hoher beruflicher Belastung gesund bleiben können. Doch die Tendenz, dass immer mehr Menschen im Kontext beruflicher Belastungen erkranken, ist offenkundig. Die Zahlen zu Krankheitstagen erfassen dabei nur die Spitze des Eisbergs, die neun Zehntel unter Wasser sind dabei noch nicht erfasst.

> Gesundheit ist deutlich mehr als die Abwesenheit von Krankheit oder gar von Krankschreibung.

Ein Beispiel aus meiner eigenen Berufsgruppe mag veranschaulichen, wie hoch die Belastung ist. 2019 gab der Marburger Bund eine Befragung von 6500 angestellten Ärzten und Ärztinnen in Auftrag. Drei Viertel der Mediziner fühlten sich durch die Gestaltung der Arbeitszeiten in ihrer Gesundheit beeinträchtigt, zum Beispiel in Form von Schlafstörungen oder häufiger Müdigkeit.

15 Prozent der Befragten berichteten, dass sie durch ihre Arbeit schon einmal so stark psychisch belastet waren, dass sie ärztliche oder psychotherapeutische Hilfe in Anspruch genommen haben. Die Hälfte der Ärzte fühlte sich häufig überlastet. Und jeder Zehnte gab an, er gehe ständig über seine Grenzen. Drei Viertel meinten, ihr Privatleben leide unter der hohen Arbeitsbelastung. Zur Belastung tragen unter anderem eine Vielzahl von Überstunden und eine deutliche Zunahme von Verwaltungstätigkeiten bei.

1.2 Herausforderungen der modernen Arbeitswelt

In den drei Jahrzehnten, in denen ich ärztlich arbeite, stieg der Druck, der auf den Beschäftigten lastet. Häufig höre ich, dass Stellenabbau mit Arbeitsverdichtung einhergeht, Zustände chronischer Überforderung bei Unterbesetzung zur Normalität werden. Ein zweites großes Thema: Belastungen durch Umstrukturierung und drohenden Verlust des vertrauten Arbeitsbereichs und mitunter sogar des Arbeitsplatzes. Der dritte, vielleicht wichtigste Problembereich, von dem Patienten berichten, sind unlösbar scheinende Konflikte mit anderen Menschen im beruflichen Kontext.

> Drei große Problembereiche sind Arbeitsverdichtung, Unsicherheit und das Miteinander.

Was prägt die heutige Arbeitswelt, jenseits meiner persönlichen Eindrücke? Arbeitspsychologen gehen davon aus, dass die „Arbeitswelt 4.0" vor allem durch Globalisierung und Digitalisierung geprägt ist. Beides unterstützt ein hohes Veränderungstempo. Die beruflichen Anforderungen und Arbeitsabläufe verändern sich immer schneller, nach der Umstrukturierung ist vor der nächsten Umstrukturierung. Softwareprogramme entwickeln sich in einem raschen Tempo weiter, ständige Reorganisationen bilden die neue Normalität. Als Folge davon bleibt die Unsicherheit dauerhaft hoch. Das weltweit verfügbare Wissen verdoppelt sich alle fünf bis sieben Jahre. 46 Prozent der Deutschen leiden unter Zeitdruck und Informationsflut. Müssen oder wollen Unternehmen flexibel in der globalisierten Welt reagieren, geht dies zu Lasten von Beständigkeit und somit Sicherheit.

Neben „Arbeit 4.0." spricht man von der „VUCA Welt". Dieses Akronym steht für volatile, uncertain, complex und ambiguous; es beschreibt eine Welt, die im Vergleich zu früher in höherem Ausmaß unberechenbar, unsicher, kompliziert und mehrdeutig ist. Diese neue Welt stellt hohe Anforderungen an den Menschen. Kann er sich so schnell verändern, wie es die Arbeitswelt verlangt? Die Evolution des Menschen kann mit der schnellen Entwicklung der Welt um uns herum nicht Schritt halten, so postulierte es Maren Kentgens bei einer Fortbildung für Arbeitsmediziner 2019 in Hamburg.

Das Streben nach immer mehr Effektivität und Produktivität geht einher mit Personalabbau. Weniger Menschen, immer mehr Regeln: Berichtspflichten, Ziele, die von außen festgelegt werden, für deren Nichterreichung sich jedoch die Arbeitnehmer rechtfertigen müssen, nehmen zu. Der Spielraum, wie und wann die Arbeit zu erledigen ist, wird kleiner. Mangelnder Entscheidungsspielraum gilt als ein besonders großer Stressfaktor.

Ein weiteres Schlagwort in der heutigen Arbeitswelt ist Agilität, eine Version des Managements, die durch bestimmte Formen der Teamarbeit eine passgenaue und rasche Anpassung von Produkten an Kundenwünsche ermöglichen soll. Zunächst in der Softwareentwicklung entstanden, breitet sie sich zunehmend auf andere Gebiete aus. Diese agilen Teams organisieren sich weitgehend selbst und sollen mit weniger Steuerung und externer Kontrolle noch schneller, wendiger und innovativer Ergebnisse produzieren. Bei diesem spannenden Ansatz entsteht also wieder mehr Entscheidungsspielraum für die Mitglieder der hierarchiearmen Teams. Der Verlust gängiger hierarchischer Strukturen und die Kollusion mit bisher bestehenden Werten und Managementmethoden im Unternehmen können allerdings verunsichern. Auf jeden Fall erhöht Agilität das Arbeits- und Veränderungstempo.

Arbeit und Freizeit wachsen zusammen, immer mehr Menschen stehen unter dem Druck der ständigen Erreichbarkeit. Doch nicht nur zuhause, auch im Büro zerstückelt das Ping der nächsten, umgehend zu beantwortenden, Email die Aufmerksamkeit.

Die Inhalte der Arbeit verschieben sich. Es gibt immer weniger Zeit, um die „eigentlichen" Aufgaben in Ruhe abzuarbeiten. Dafür geht mehr Zeit in die Kommunikation mit anderen, wie Besprechungen oder „Meetings" jeglicher Art, und in die vielen Wege der Verständigung über elektronische Medien. Teamarbeit erfordert mehr Abstimmung und persönliche Kommunikation. Damit entsteht mehr Konfliktpotential.

„2019 herrscht in unseren Büros der diktatorische Geist des Bienenstocks: Die Angestellten sind gefangen in einer Endlosschleife aus Dauerkommunikation, Zwangsvergemeinschaftung und immerwährender Präsentation. Sie sind verschüttet unter einer Lawine von Anfragen." So pointiert zu lesen in der „Zeit" (Ausgabe 49/2019), die sich auf Untersuchungen von Adam Grant bezieht, der aufzeigt, wie sehr der Anteil von Teamarbeit und Abstimmungen angestiegen ist.

Wie steht es ums Betriebsklima? In Firmen, die Probleme bei der Rekrutierung neuer Mitarbeiter haben, weil es zu wenig qualifiziertes Personal auf dem Arbeitsmarkt gibt, werden Feelgoodmanager beschäftigt. Sie sorgen dafür, dass Beschäftigte gerne arbeiten und dem Unternehmen treu bleiben. Diese Entwicklung ist sicher Ausdruck eines ersten Problembewusstseins, doch sind solche Ansätze zur Verbesserung des Klimas bisher die Ausnahme.

Zurück zu meinen persönlichen Eindrücken, auch wenn sie einseitig geprägt sind von negativen Berichten. Bei mir in der Sprechstunde wird über mangelnde Wertschätzung durch Chefs und Arbeitgeber bis hin zu unmenschlicher Behandlung geklagt. Eine Patientin sagte wörtlich: „Es ist die Hölle." Der Arbeitnehmer scheint in vielen Orten nicht in erste Linie Mensch, sondern ein Produktionsfaktor zu sein. Krankmeldung führt nicht nur zu kritischen Nachfragen, Patienten haben Angst, dass der Chef sie anschreit oder entlässt und berichten von Arbeitsverträgen, in denen Krankheitstage zu Lohnabzug führen. Ein Patient wurde des Diebstahls bezichtigt, um ihn loszuwerden. Immer mehr Patienten fühlen sich gemobbt, in der Großstadt Hamburg gibt es mehrere Beratungsstellen diesbezüglich.

In der öffentlichen Debatte wird heutzutage über einen raueren Ton in der Gesellschaft generell und besonders in den sozialen Medien mit Zunahme von Cybermobbing, Hass, Rassismus und Intoleranz zu Lasten alter Werte wie Höflichkeit, Hilfsbereitschaft und Rücksichtnahme geklagt. Dieser raue Ton nimmt Firmenkulturen nicht aus.

Nicht unerwähnt soll bleiben, dass viele Berufe per se anstrengend und fordernd sind, wie zum Beispiel die Beschwerdeannahme im Großraumbüro eines Callcenters, der Bäckereiverkauf am Flughafen mit Wochenend-, Früh und Spätschichten oder die körperliche Belastung hinten am Müllwagen oder in der Pflege.

1.3 Die Beschaffenheit des berufstätigen Menschen

In einer fatalen Passung mit der veränderten Arbeitswelt nehme ich Persönlichkeitsstrukturen wahr, die wie ein Schlüssel ins Schloss greifen. Wenn Menschen ihren Selbstwert aus beruflicher Leistung und Anerkennung durch Vorgesetzte ziehen, sind sie natürlich viel angreifbarer, als wenn sie aus sich heraus sicher sind, dass sie in Ordnung sind, so wie sie sind. Anerkennung über Leistung ist in unserer Gesellschaft ein verbreitetes Prinzip. Das Gehalt reicht nicht mehr als Ausgleich für die Arbeitsleistung, der Mensch möchte gesehen und geliebt, mindestens anerkannt werden. Soziale Zugehörigkeit ist ein grundlegendes menschliches Bedürfnis. Suchen wir dann auch noch unseren Lebenssinn ausschließlich im Beruf, so werden wir sehr verwundbar.

> Arbeit soll uns erfüllen und glücklich machen, so der Anspruch unserer Zeit. Die immer größeren Möglichkeitsräume in unserer Gesellschaft machen es nötig, Entscheidungen zu treffen, Verantwortung zu übernehmen, sie erhöhen den Leistungsdruck.

Die immer größeren Möglichkeiten des Einzelnen sind Segen und Fluch zugleich. Den schwierigen Aspekt beschreibt das folgende Zitat sehr anschaulich: „Durch die Rollenauflösung in der Gesellschaft ist den Menschen die sichere Basis verloren gegangen. Unsere Wurzeln finden keinen Halt mehr." (Heinemann 2019)

Menschen, die den Kontakt zu sich verlieren, reagieren zu spät auf Belastungen. Frage ich Patienten, wobei sie sich gut erholen und entspannen können, sind viele ratlos. Manche können nicht mal auf die Frage, wie es ihnen geht, eine halbwegs verständliche Auskunft geben. Wenn Patienten weder freundlich Grenzen setzen noch Konflikte aushalten können, sind sie gefährdeter, ausgebeutet zu werden. Ängstliche und pessimistische Persönlichkeitszüge erhöhen die Gefahr, ins Burn-out zu geraten. Trägheit und das Verharren in einer Opferrolle sind weit verbreitet.

Woran denken Sie als erstes, wenn ich Sie auffordere, etwas für Ihre Gesundheit zu tun? Der aktuelle gesellschaftliche Fokus liegt auf Ernährung und Sport. Patienten sind besorgt, es könnten ihnen in unserer Überflussgesellschaft Vitamine und Mineralstoffe fehlen und investieren in nutzlose Präparate. Ernährungsratgeber boomen, immer mehr Patienten können mir ihre Schritte pro Tag und die Pulsrate mitteilen.

Meines Erachtens wird die Bedeutung der seelischen Ausgeglichenheit in unserer Gesellschaft unterschätzt. Es gibt eine hohe Leidensbereitschaft in unguten Beziehungen sowohl im privaten wie im beruflichen Umfeld. Gute Beziehungen erhöhen die Lebenserwartung, mindestens gleichermaßen wie Sport und gesunde Ernährung.

Es erfüllt mich mit Hoffnung, wenn Gegenbewegungen wie Yoga, Achtsamkeitstraining oder Meditation sich langsam immer mehr ausbreiten und von ihrem Status als Außenseitermethoden zur neuen Normalität werden.

Der Psychologe Guy Winch (2014) meint, wir sind es gewohnt, unseren Körper zu pflegen, Hygienemaßnahmen zu ergreifen, Wunden zu versorgen. Doch was wissen wir über emotionale Hygiene? Wie versorgen wir uns nach Kränkungen oder Zurückweisungen? Wir werden häufiger psychisch verletzt als körperlich, doch diesbezüglich beherrschen wir destruktive Prinzipien des sich Zusammenreißens, der Selbstverurteilung und des Grübelns besser, als liebevolle, heilende Behandlungsmaßnahmen.

1.4 Selbstreflektion: Und, wie steht es um Sie?

Wenn Sie mögen, nehmen Sie Kontakt zu Ihrem Körper auf. Sorgen Sie für eine ungestörte Umgebung, setzen Sie sich entspannt hin, schließen Sie die Augen. Atmen Sie ein paarmal tief und bewusst durch. Dann gehen Sie mit Ihrer Aufmerksamkeit langsam von den Fußsohlen bis zum Kopf und in die Hände, Seite für Seite, Stück für Stück. Was nehmen Sie wahr? Wie fühlte es sich an, so zu sitzen und in den Körper zu horchen? Ist es angenehm oder kommt Unruhe hoch? Wo im Körper fühlt es sich wohlig an, wo spüren Sie Anspannung? Kommen Sie dann langsam zurück. In welchem Zustand befindet sich Ihr Körper und wie leicht fällt Ihnen der Kontakt? Es ist nützlich, diese kleine Körperspürung regelmäßig zu wiederholen.

Nehmen wir nun den Verstand dazu! Wie schätzen Sie Ihre eigene Gesundheit und Ihre berufliche Situation ein? Wie sehr können Sie den folgenden Aussagen zustimmen? Wenn Sie mögen, vergeben Sie Punkte für Ihre Zustimmung bzw. Ablehnung. Dabei steht die „Null" für stimmt gar nicht, eine „Zehn" für stimmt voll und ganz, und die Zahlen zwischen 0 und 10 können Sie für eine entsprechende Abstufung dazwischen benutzen.

Gesundheitserhaltende Aspekte	Punktzahl
Ich gehe beinah täglich gerne zur Arbeit	
Ich habe gute Beziehungen zu meinen Kollegen	
Ich habe ein erfülltes Privatleben	
Meine Vorgesetzten schätzen und unterstützen mich	

Ich kann mir gut vorstellen, auch in nächsten Jahren noch da zu arbeiten, wo ich heute bin
Meine Arbeitsaufgaben liegen mir und ich kann sie gut bewältigen
Ich habe ein gutes Ausmaß an Gestaltungsfreiheit und Verantwortung bei der Arbeit
Das Betriebsklima bei uns ist prima
Gesundheitsgefährdende Aspekte
Ich bin chronisch überlastet und im Dauerstress
Wenn ich kein Geld verdienen müsste, würde ich sofort kündigen
Ich habe schon mehrfach den Job gewechselt und bin nirgendwo wirklich zufrieden gewesen
Ich mache mir viele Sorgen, wie es beruflich weitergeht
Ich beschäftige mich auch zuhause viel mit meiner Arbeit
Meine Familie oder Freunde finden, ich sollte den Arbeitsplatz wechseln
Ich fühle mich bei der Arbeit von anderen schlecht behandelt
Die häufigen Umstrukturierungen am Arbeitsplatz laugen mich aus
Vieles von dem, was ich am Arbeitsplatz tue, fühlt sich sinnlos an
Ich mache viele Überstunden
Anzeichen für geschädigte Gesundheit
Ich nutze zum Stressabbau Genussmittel wie Essen ohne Hunger, Alkohol oder Nikotin
Ich bin niedergeschlagen und muss mich zu allem zwingen
Ich leide oft unter Schmerzen an Kopf, Nacken, Rücken oder Händen
Ich fühle mich häufig gereizt und nervös
Ich schlafe schlecht und/oder zu wenig
Ich bin erschöpft, ohne Tatendrang oder kraftlos

Treten Sie innerlich einen Schritt zurück. Wenn Sie jetzt auf die Gesamtheit Ihrer Antworten schauen, wo stehen Sie? Wenn Sie sich eine Ampel vorstellen, leuchtet sie grün, gelb oder rot? Gibt es Bereiche, in denen Sie etwas ändern möchten? Wenn eine gute Fee Ihnen drei Wünsche schenken würde, was würden Sie sich wünschen?

Literatur

AOK-Bundesverband und Wissenschaftliches Institut der AOK (WIdO). (2018). Fehlzeiten-Report 2018. Sinnerleben im Beruf hat hohen Einfluss auf die Gesundheit. https://aok-bv.de/imperia/md/aokbv/presse/pressemitteilungen/archiv/2018/02pressemitteilung_pk_fzr_2018.pdf. Zugegriffen am 31.05.2020.
DAK/IGES. (2019). Entwicklungen der psychischen Erkrankungen im Job Langzeitanalyse 1997–2018. Pressemeldung der DAK https://www.dak.de/dak/download/190725-pm-psychoreport-pdf-2125480.pdf Zugegriffen am 30.10.2020
Heinemann, H. (2019). *Warum Burnout nicht vom Job kommt. Die wahren Ursachen der Volkskrankheit Nr. 1*. Harper Collins. Asslar: Adeo Verlag.

Keller, A., et al. (2019). Please wait until I am done! Longitudinal effects of work interruptions on employee well-being. *Work and Stress, 34*, 148. https://doi.org/10.1080/02678373.2019.1579266.

Madsen, I., et al. (2017). Job strain as a risk factor for clinical depression: systematic review and meta-analysis with additional individual participant data. *Psychological Medicine, 47*(8), 1342–1356. https://doi.org/10.1017/S003329171600355X. Epub 2017 Jan 26. PMID: 28122650.

NN. (2019a). BKKen fordern mehr Aktivitäten von Unternehmen zum Erhalt der psychischen Gesundheit der Mitarbeiter. *DÄB*. https://www.aerzteblatt.de/nachrichten/107936/BKKen-fordern-mehr-Aktivitaeten-von-Unternehmen-zum-Erhalt-der-psychischen-Gesundheit-der-Mitarbeiter. Zugegriffen am 31.05.2019.

NN. (2019b). Krankenhausärzte fühlen sich zunehmend belastet und ausgebrannt. *DÄB*. https://www.aerzteblatt.de/nachrichten/108236/Krankenhausaerzte-fuehlen-sich-zunehmend-belastet-und-ausgebrannt. Zugegriffen am 31.05.2020.

Westerlund, H., et al. (2004). Workplace expansion, long-term sickness absence, and hospital admission. *Lancet, 363*(9416), 1193–1197. https://doi.org/10.1016/S0140-6736(04)15949-7.

Winch, G. (2014). Why we all need to practice emotional first aid. Ted Talk. https://www.ted.com/talks/guy_winch_why_we_all_need_to_practice_emotional_first_aid. Zugegriffen am 31.05.2020.

Wong, K., et al. (2019). The effect of long working hours and overtime on occupational health: a meta-analysis of evidence from 1998 to 2018. *International Journal of Environmental Research and Public Health, 16*(12), 2102. https://doi.org/10.3390/ijerph16122102.

2

Ein neuer Blick auf Stress und gute Grenzen

> In diesem Kapitel werfen wir einen genaueren Blick auf das Phänomen Stress. Druck von außen wird erst durch unsere Reaktion darauf so richtig anstrengend. Verstehen wir, wie wir selbst zu unserer Überlastung beitragen, so können wir leichter durch herausfordernde Zeiten gehen. Stress ist im Grunde etwas durchweg Gutes, er setzt Energie frei und lässt uns wachsen. Dauerstress hingegen ist katastrophal; Gesundheit braucht einen guten Wechsel von Anspannung und Entspannung. Wie gelingen Erholung und Entspannung? Und wieso sagen wir so ungerne „Nein"? Gelingende Abgrenzung ist nicht leicht, doch wer sich traut, die großen und kleinen Neins einzuführen, gibt sich selbst ein „Ja".

In der Arbeitswelt herrscht viel Druck von außen. Die Überwachung der Arbeitnehmer und das Messen ihrer Leistung nehmen zu. Abteilungsleiter geben Druck von oben weiter nach unten ab. Die Verdichtung der Arbeitswelt resultiert oft in pausenloser Überanstrengung.

> **Beispiel**
>
> In meinen zwölf Jahren als wissenschaftliche Assistentin an der Universitätsklinik konnte ich beobachten, wie die Zahl der Phasen mit erhöhtem Arbeitsanfall erst zunahm, um dann zum neuen Dauerzustand zu werden. Dementsprechend kam ich immer seltener dazu, Arbeiten abzuschließen und liegen gebliebene Dinge abzuarbeiten. Kreativität gedeiht nicht unter Druck, im Gegenteil, neue Ideen werden begünstigt durch Phasen des Nichtstuns. Gegen Ende schoben alle Mitarbeiter immer mehr noch zu schreibende Aufsätze vor sich her und die Beantragung neuer Projekte hatte Priorität gegenüber der Auswertung der schon erhobenen Daten. Was war geschehen? Die Mittelvergabe für feste Stellen in den Abteilungen war an die Höhe der eingeworbenen Drittmittel gekoppelt worden. Sinnvolle Forschung hat das nicht unbedingt ermöglicht. Erst als ich die Arbeit dort beendet hatte, merkte ich, wie viel leichter ich mich ohne diesen Rucksack von unerledigten ToDos auf den Schultern fühlte.

Dieses Beispiel veranschaulicht die vielfache Verdichtung der Arbeitszeit und die Zunahme von Kontrollsystemen, die falsche Anreize setzen und äußeren Druck erzeugen. Fatalerweise korrespondiert der Druck von außen mit eigenen inneren, leistungsorientierten Anteilen.

2.1 Was treibt Sie an?

Ohne eigenen inneren Antrieb wäre das Leben ziemlich langweilig und sehr mühsam. In der Depression bildet die Antriebsarmut ein Hauptsymptom, das die Lebensqualität massiv beeinträchtigt. Innere Motivation etwas zu tun, es gut und bald zu tun, ist eine ziemlich nützliche Eigenschaft. Wie bei allen Dingen kommt es auf das richtige Maß an, das irgendwo zwischen sich aufreiben und innerer Kündigung liegt.

Einsteigen in das bessere Kennenlernen der eigenen Struktur möchte ich mit etwas sehr altem, nämlich dem vom Psychologen Taibi Kahler schon vor vielen Jahrzehnten entwickelten Antreiber-Modell. Er benannte fünf sogenannte innere Antreiber mit folgenden Kernbotschaften: „Sei perfekt! Beeil dich! Streng dich an! Sei beliebt! Sei stark!" (Abb. 2.1)

Diese Botschaften richten wir, bewusst oder unbewusst, geprägt durch das Vorbild und die Erziehung der Eltern, an uns selbst. Schwierig werden diese inneren Anteile in Form von Antreibern erst dann, wenn sie die Führung über das Verhalten übernehmen. Wenn wir wie getrieben sind und nicht mehr entscheiden können, wann sie in welchem Ausmaß nützlich und angemessen sind. Im Gegenteil, unter Stress springen sie wie ein Autopilot an (mehr dazu in Abschn. 2.2.1) und im Ergebnis schaden sie uns mehr als sie uns nutzen,

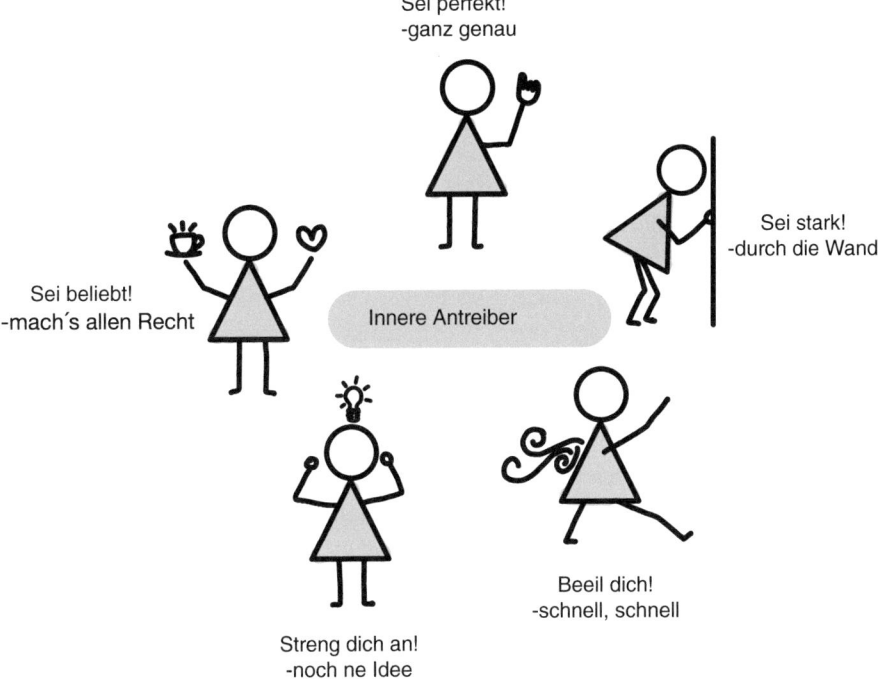

Abb. 2.1 Die klassischen fünf Antreiber

denn sie kooperieren oft sehr eng mit den äußeren Druckmachern. Wie gut kennen Sie Ihren inneren Antreiber? Genauer gesagt, Ihr Team der inneren Antreiber? Wer dominiert, wem können Sie gut widerstehen?

2.1.1 Sei perfekt

Der Perfektionist will es immer besonders gut machen und bewertet seine Leistung übermäßig streng, erreicht selten seine eigenen hohen Anforderungen. Alles wissen, alles können! Es soll nicht nur gut, sondern schön werden! Du darfst keine Fehler machen! Meine Arbeit soll über Kritik erhaben sein! Das führt zu hochwertigen Ergebnissen, kostet aber viel Anstrengung und Zeit.

> Perfektionismus gliedert sich in 3 Bereiche
> - überhohe Ansprüche an sich selbst
> - überhohe Ansprüche an die Erfüllung der Aufgabe
> - überhohe Ansprüche an andere

Wird man im Bewerbungsgespräch nach seinen Schwächen gefragt, so erscheint Perfektionismus eine ideale Antwort, ja manch einer ist heimlich stolz darauf, ein Perfektionist zu sein. Doch Vorsicht! Studien konnten zeigen, dass Perfektionismus mit einer erhöhten Wahrscheinlichkeit, psychisch krank zu werden, z. B. eine Angststörung zu entwickeln, einhergeht. Perfektionismus ist nur kurzfristig mit guten Gefühlen verbunden, sehr viel häufiger aber mit Gefühlen von Ungenügen, Unzufriedenheit und Überforderung.

Im Arbeitsleben reicht die zugeteilte Zeit oft nicht für perfektionistische Ansprüche an die eigene Arbeit. Die Folgen: ständiger Druck, ständiges sich getrieben fühlen und Dauerstress. Wie kann es anders gehen?

Ist meine Aufgabe abgeschlossen? Je nach innerem Maßstab können verschiedene Menschen diese Frage zu sehr unterschiedlichen Zeitpunkten bejahen. Das Verhältnis von Zeit zu Aufwand bildet sich in der 80-zu-20-Regel ab, nach seinem Erfinder Vilfredo Pareto benannt. Das Pareto Prinzip besagt, dass sich viele Aufgaben mit einem Mitteleinsatz von ca. 20 Prozent so erledigen lassen, dass 80 Prozent aller Probleme gelöst werden. Die restlichen 20 Prozent des Ergebnisses erfordern mit 80 Prozent des Gesamtaufwandes die meiste Arbeit. Dazu ein Beispiel. Stellen Sie sich vor, Sie wollen eine neue Waschmaschine kaufen. Sie gehen in zwei Läden, lassen sich beraten, lesen vielleicht eine Übersicht von Stiftung Warentest und entscheiden sich dann für ein Mittelklassemodell der Firma, die Sie vorher schon hatten. Wie können Sie sicher sein, dass Sie wirklich die Maschine mit dem besten Preis-Leistungs-Verhältnis haben? War der Test nicht schon zwei Jahre alt und möglicherweise überholt? Gibt es in Ihrer Umgebung nicht Geschäfte mit niedrigerem Preisniveau? Hat die Firma nicht nachgelassen und produziert heute nur noch in Asien? Der Aufwand bis zu einer Entscheidung, die mit einer Chance von 80 Prozent die beste ist, beträgt laut der Regel 20 Prozent. Will man die Entscheidung um 20 Prozent auf eine 100-prozentig gute Entscheidung erhöhen, beträgt der Aufwand für diese restlichen 20 unverhältnismäßig hohe, zusätzliche 80 Prozent. Manche Ergebnisse müssen hundertprozentig gut sein, wie abstürzende Boing Flugzeuge 2019 eindrücklich zeigten. Bei anderen Dingen, wie einer neuen Waschmaschine, reicht es vielleicht, 20 Prozent Aufwand zu treiben und in den restlichen 80 Prozent der Zeit Freizeit zu genießen.

> Unterscheiden zu können, wann wie viel Aufwand Sinn macht, schafft neue Freiheit.

Die Perfektionistin reagiert darüber hinaus sehr empfindlich, wenn ihr Fehler unterlaufen. Die Erlaubnis, Fehler machen zu dürfen und daraus zu lernen, könnte für sie ein hilfreicher Schritt sein. Vielleicht nimmt sie mal ihren Mut zusammen und traut sich, absichtlich etwas falsch zu machen und zu schauen, was dann passiert. Oft sind die Folgen weniger gravierend als vorher befürchtet.

Ist dieser innere Antreiber zu gering ausgeprägt, so leidet die Qualität der Arbeit merklich. In einem Team müssen dann andere viele Fehler ausbügeln und Kontrollen durchführen.

2.1.2 Sei schnell!

Kennen Sie Speedy Gonzales, die schnellste Maus Mexikos, eine Comicfigur aus der Mitte des 20. Jahrhunderts? Speedy zeichnet sich durch seine ungeheure Schnelligkeit aus, feuert sich immer selbst an („Arriba! Arriba! Ándale! Ándale!", auf Deutsch: „Auf! Auf! Los! Los!"), bevor er davonflitzt. Speedys Antrieb ist nicht die Qualität, sondern die Geschwindigkeit. Mach schnell, beeil dich! Druck entsteht durch die Überzeugung, sonst nicht fertig zu werden. Dazu macht er ungern Pausen und arbeitet das, was auf dem Schreibtisch liegt, lieber abends mit Überstunden ab, statt pünktlich nach Hause zu gehen. Er liebt es, pünktlich, besser noch früher als nötig, fertig zu sein. Die Beschleunigungstendenzen in unserer Gesellschaft im Allgemeinen und im Arbeitsleben im Besonderen begünstigen übermäßige Geschwindigkeit und korrespondieren sehr gut mit diesem Antreiber.

> Treibt „Speedy" uns zu stark an, so geht es uns wie dem Taxifahrer, der behauptet, er könne nicht tanken fahren, weil der nächste Fahrgast schon wartet. Irgendwann bleibt er liegen, denn der Tank ist leer.

Arbeitspsychologen können nachweisen, dass regelmäßige Pausen die Leistungsfähigkeit erhöhen. Werden ständig Stresshormone ausgeschüttet, so steht der Betroffene dauerhaft unter Strom. Dazu kommt, dass man im Endeffekt häufig gar nicht schneller fertig wird, wenn man sich beeilt. Wie oft meine ich, schnell tippen zu können, und brauche dann viel mehr Zeit, um meine Tippfehler auszubügeln.

Menschen mit einem starken „Sei schnell"-Antreiber hilft die Erlaubnis, etwas in Ruhe zu machen und sich die Zeit zu nehmen, die es braucht.

Aus Japan stammt der Aphorismus. „Wenn du es eilig hast, geh langsam. Wenn du es noch eiliger hast, mach einen Umweg."

2.1.3 Streng dich an!

„Ohne Fleiß kein Preis", das könnte das Motto des dritten inneren Antreibers sein, der dazu neigt, sich ständig anzustrengen. Wie ein Hamster im Laufrad hält er ständig das Rad in Bewegung, ob es nun Not tut oder nicht. Pflichtbewusstsein ist seine Natur, und was leicht geht, ist nichts wert. Der Kuchen für die Schule muss nicht nur selbstverständlich selbst gebacken, sondern auch besonders aufwändig sein. Hinter der Neigung, sich so sehr anzustrengen, verbirgt sich oft Selbstunsicherheit, die Überzeugung, im Grunde nichts wert zu sein und der Versuch, dies durch besonders gute Leistungen zu kompensieren.

Ist der Begriff „Dienst nach Vorschrift" vielleicht zu Unrecht negativ bewertet, sondern vielmehr als neuer Leitstern für diesen Antreiber geeignet? Wie wäre es, in der vereinbarten Arbeitszeit das zu tun, wofür man bezahlt wird, Stück für Stück, ohne sich abzurackern und ständig zu überfordern, und so ein gutes Ergebnis mit normalem Aufwand zu erreichen? Wie wäre es, sich der „Norm of frantic activity" zu widersetzen, nachdem nur der wirklich wertvoll ist, der ständig 200 Prozent gibt?

> Eine gute Selbstfürsorge sichert langfristig die Leistungsfähigkeit.

Unterstützend für eine neue Haltung sind Sätze wie „Wenn es leicht geht, ist es der richtige Zeitpunkt" sowie „Dem Entstehen vertrauen" oder „Ich darf mir helfen lassen".

2.1.4 Sei beliebt!

Der vierte Antreiber, everybody's darling, möchte gemocht werden und es möglichst allen recht machen. Seine eigenen Interessen kommen erst ganz weit am Schluss, der Zugang zu den eigenen Bedürfnissen fällt ihm schwer. Er sagt grundsätzlich Ja, wenn jemand ihn um etwas bittet, kommt vielleicht gar nicht oder erst sehr viel später auf die Idee, dass er Nein hätte sagen können oder sogar sollen. Seine Aufgaben sind vielfältig und umfassen auch solche, die andere ungern machen, oder für die er eigentlich überqualifiziert ist.

Er kocht nicht nur den Kaffee, sondern spült auch die Tassen ab. Für seine eigentliche Kernarbeit fehlt dann Zeit. Konflikte vermeidet er, versucht für Harmonie zu sorgen und Kompromisse zu finden. Laut werden geht gar nicht.

Dazuzugehören ist für ihn ein höherer Wert als gut für sich zu sorgen. Kollegen und Vorgesetzte finden diese Ausrichtung natürlich ausgesprochen bequem. Seine Liebe zur Harmonie sorgt hingegen nicht zuverlässig dafür, dass ihm Respekt entgegengebracht wird.

> Wer zu sehr gemocht werden will, wird oft nicht respektiert.

Die folgenden Sätze können Menschen mit einer solchen Prägung neu inspirieren:
„Mein Wert hängt nicht daran, ob andere mich mögen", „Wenn ich das übernehme, was soll ich dafür liegen lassen?", „Ich darf es auch mir recht machen", „Lass mich darüber nachdenken, ob ich das mache".

2.1.5 Sei stark!

Der fünfte und letzte Antreiber versucht unter allen Umständen, seine Schwäche zu verbergen und sich selbst als stark zu präsentieren, wie ein Ritter oder der berühmte Indianer, der keinen Schmerz kennt. Der spätmittelalterlicher Vollharnisch eines Ritters wog durchschnittlich 25 Kilogramm. Ständig seine Verletzbarkeit zu verstecken ist ähnlich anstrengend wie eine solche Rüstung zu tragen. Dieser Antreiber lehnt nicht nur Gefühle sondern auch Nichtwissen, Ratlosigkeit, Unsicherheit ab.

Sehr empfehlenswert für Menschen mit einer solchen Prägung ist der legendäre TED Talk von Brené Brown: The Power of Vulnerability – die Kraft der Verletzlichkeit (Brown 2010). Zentrale Botschaften dieses Vortrags sind: Verbindung bildet ein zentrales Prinzip in unserer Gesellschaft und ein menschliches Grundbedürfnis. Scham und die Angst, nicht gut genug zu sein, behindern Verbindung. Um wirklich verbunden zu sein, müssen wir uns zeigen und damit Verletzbarkeit in Kauf nehmen. Dies resultiert nicht in der Empfehlung, sich im Arbeitsleben jederzeit mit allem, was gerade da ist, dem Chef, den Kollegen oder Mitarbeitern zuzumuten. Hundertprozentige Offenheit hat im Arbeitsleben nichts verloren. Ein Gefühl wahrzunehmen heißt im Erwachsenenalter nicht, es sofort auszudrücken wie ein schreiender Säugling, der Hunger hat. Ein Gefühl wahrzunehmen heißt zunächst einmal, es präzise einzuordnen. Fühle ich mich abgelehnt, wütend oder erschöpft? Welches unerfüllte Bedürfnis steckt hinter dem Gefühl? Wenn wir unsere unangenehmen Gefühle ständig verdrängen, passiert zweierlei: Zum einen haben wir weniger angenehme positive Gefühle, denn Gefühle lassen sich nicht nur selektiv runter dimmen, sondern nur global. Wir flachen emotional ab. Zum anderen verlieren wir ein Warnsystem, das uns darauf hinweist, wo Bedürfnisse nicht erfüllt werden. Stellen sie sich vor, Sie könnten Ihr Schmerzempfinden auf körperlicher Ebene abstellen, wie gefährdet wären Sie für Verletzungen an heißen Herdplatten, spitzen Messern und vielem mehr?

> Schieben wir die unangenehmen Gefühle weg, so behindern wir nicht nur unser Warnsystem, sondern dämpfen auch die schönen Gefühle.

Königsweg für ein gutes soziales Miteinander ist ein bewusster und flexibler Umgang mit den Gefühlen. Unter emotionaler Intelligenz versteht man die Fähigkeit, eigene und fremde Gefühle zutreffend zu erkennen, zu verstehen und zu beeinflussen. Menschen mit gutem Zugang zu Gefühlen nehmen diese frühzeitig wahr, können sich besser in andere hineinfühlen und damit Konflikte schneller und besser überwinden. Können Vorgesetzte gut mit eigenen und fremden Gefühlen umgehen, so wirkt sich das besonders positiv auf das Arbeitsklima aus.

Der Ritter im Mittelalter hatte einen Knappen und ein Pferd. Um Hilfe zu bitten, wenn man eine Aufgabe nicht alleine bewältigen kann oder sie dann viel leichter bewältigen könnte, zeugt von Reife und Selbstbewusstsein. Auch wenn ein anderer es vielleicht schneller oder ohne Hilfe könnte, so hat jeder Mensch seine eigene Arbeitsweise und Arbeitsgeschwindigkeit und das Recht darauf.

Sätze, die eine Umorientierung begünstigen, sind: „Niemand kann alles können", „Sich schwach zu zeigen ist wahre Stärke" und „Andere Menschen freuen sich, wenn man sie um Hilfe bittet".

2.1.6 Vom Antreiber zur Energiequelle

Fällt es Ihnen schwer, sich zu entscheiden, welcher Antreiber bei Ihnen die Nummer Eins ist? Damit sind Sie nicht alleine. Diese Leistungsprinzipien sind bei jedem vorhanden, nur unterschiedlich ausgeprägt. Wahrscheinlich sind mehrere Antreiber, je nach Situation, aktiv, möglicherweise auch gleichzeitig. Zur Erinnerung: Das Problem entsteht erst durch Übermaß und eine schlechte Steuerbarkeit.

Oft ärgern sich Arbeitnehmer über Kollegen, die einen schwächer ausgeprägten inneren Antreiber haben als sie selbst. Überprüfen Sie einmal, wie Sie andere abwerten und ziehen Sie daraus Hinweise auf die eigenen inneren Antreiber. Arbeiten Sie mit Faulpelzen, Stümpern, Trödlern, Schnecken, Hysterikern, Sensibelchen, Schwächlingen oder Egoisten zusammen? So weist das daraufhin, dass Sie etwas im Außen abwehren und verurteilen, von dem Sie selbst eine kleine Portion mehr vertragen könnten.

Ich lade Sie ein, sich die Zeit zu nehmen, die folgenden Fragen zu beantworten. Wenn Sie die Antworten aufschreiben, wirkt es nachhaltiger.

- Was ist mein Lieblingsantreiber?
- Welche Sätze sagt der am liebsten?
- Welche anderen Antreiber sind überaktiv oder weniger stark ausgeprägt?
- Gibt es weitere Mitglieder im Team der inneren Antreiber, die hier nicht erwähnt wurden?
- Welche gegenteiligen Verhaltensweisen oder Mottos würden mir besonders schwerfallen?
- Was könnte schlimmstenfalls passieren, wenn ich mich doch mal traue, mich anders zu verhalten als sonst?
- Wer würde am meisten staunen, wenn mein Antreiber morgen mal zu Hause bliebe?
- Gibt es einen neuen Wahlspruch, den ich ab heute gerne befolgen würde?

2.2 Stress besser bewältigen

Ich bin ja so gestresst! Ich habe viel zu wenig Zeit! Ein Stoßseufzer unserer Zeit. Zwar ging die Regelarbeitszeit im Ganzen in Deutschland deutlich zurück, doch dafür stieg die Arbeitsdichte. Weitere arbeitsplatzbezogene Faktoren, die laut Befragungen Stress verursachen, sind ständige Unterbrechungen, Multitasking und ein viel zu kleiner oder zu großer Bereich von selbstbestimmtem Arbeiten.

Vermutlich ahnen Sie über die Beschäftigung mit den inneren Antreibern schon, dass ein Teil Ihres Stresses selbstgemacht ist. Mit dem Stress verhält es sich wie mit den Antreibern, er ist nicht per se böse, es braucht ein gutes Ausmaß und vor allem: den Ausgleich.

2.2.1 Grundlagenwissen zum Stress hilft

Wenn wir Stress besser verstehen, können wir ihn besser bewältigen. Wie kommt es zu diesem Gefühl?

> Wir fühlen uns gestresst, wenn eine Situation uns erstens herausfordert, wir zweitens nicht sicher sein können, sie zu bewältigen, und es drittens bedrohlich sein könnte, diese nicht zu bewältigen. Das, was die körperliche Stressreaktion auslöst, wird Stressor genannt.

In einer solchen Überforderung stellt der Körper Energiereserven zur Verfügung, das Nervensystem wird aktiviert, um uns darin zu unterstützen, die Aufgabe zu bewältigen.

Bei Stress wird im menschlichen Körper der Sympathikus aktiviert. Er ist für Aktivität, Angriff, Abwehr zuständig. Es werden Hormone wie Adrenalin und Kortison im Körper freigesetzt, die leistungssteigernd sind, wie ein internes Doping. Dies führt zu einer Erregung, die als körperliches Gefühl wahrnehmbar ist. Der Herzschlag erhöht sich, der Muskeltonus steigt, wir schwitzen. Der Gegenspieler, der Parasympathikus (Vagus), steuert Vorgänge der Entspannung, Verdauung, Erholung. Beide gemeinsam bilden das unwillkürliche oder auch vegetative Nervensystem.

Jegliche Anstrengungen vermeiden zu wollen, ist kontraproduktiv. Die Vorgänge bei akutem Stress sind etwas durchweg Positives. Herausforderungen helfen uns zu wachsen, beflügeln unsere Weiterentwicklung und lebenslanges Lernen. Stress hilft, anspruchsvolle Aufgaben zu lösen und wir können dankbar sein, dass der Sympathikus uns mit mehr Energie ausstattet. Stress setzt sogar Botenstoffe frei, die das Hirnwachstum stimulieren.

Gesund halten regelmäßige Wechsel zwischen Anspannung und Entspannung, zwischen Anstrengung und Erholung. Dauerstress wie chronische Unterforderung sind ausgesprochen schädlich für Körper und Seele (Abb. 2.2).

Die äußeren Anforderungen können wir nicht immer beeinflussen, das Gefühl, dadurch gestresst zu sein, hingegen schon. Stress entsteht durch unsere innerliche Bewertung einer Situation als bedrohlich. Angst, Hilflosigkeit und Überforderung sind die zentralen negativen Gefühle, die eine Aufgabe stressig machen. Erinnern Sie sich daran, wenn sie sich gestresst fühlen. Fragen Sie sich: Wie herausfordernd ist die Aufgabe wirklich, und was an ihr fordert mich? Habe ich ähnliche Herausforderungen schon gemeistert? Was geschieht, wenn ich sie nicht oder nur zum Teil bewältige? Was für Ressourcen habe ich und wo könnte ich mir Hilfe holen? Kann ich die Aufgabe ablehnen? Die Welt dreht sich weiter ohne mich!

> Je negativer wir Stress bewerten, desto mehr fühlen wir uns gestresst. Je positiver wir die Aufgabe und unsere Ressourcen sehen, desto einfacher bewältigen wir neue Herausforderungen.

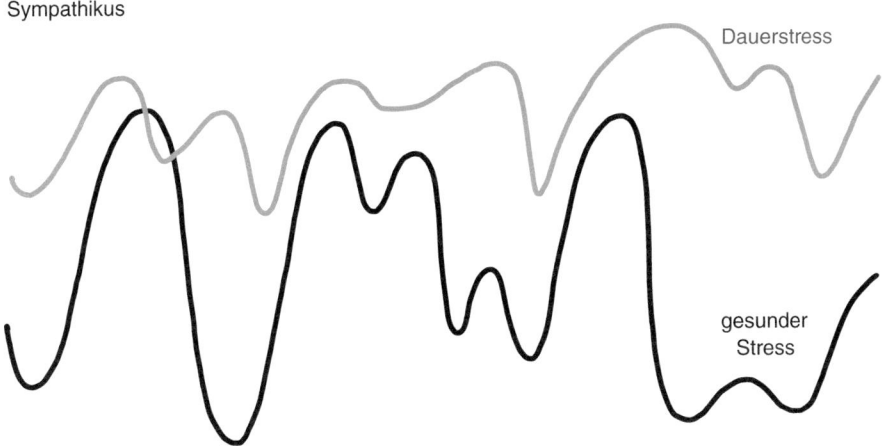

Abb. 2.2 Stresskurve

2.2.2 Stress ist gut, Dauerstress ist das Problem

Die gute Nachricht: Stress ist beeinflussbar und grundsätzlich eine sinnvolle Einrichtung der Natur. Die schlechte Nachricht: Stress ist viel schlimmer als Sie denken. Nämlich immer dann, wenn er zum Dauerzustand wird. „Unter Dauerstress mutieren wir vom klardenkenden Menschen zum kopflos rennenden Hamster", so Unger und Kleinschmidt (2014). Um diese anschauliche Aussage zu verstehen, braucht es einen kleinen Exkurs in die Hirnforschung, in den Vorgang der neurobiologischen Regression (Abb. 2.3). Das hört sich kompliziert an, lässt sich aber stark vereinfacht gut verstehen: Stellen Sie sich vor, dass Ihr Gehirn grob aus drei Bereichen besteht. Der entwicklungsgeschichtlich älteste Teil, das Stammhirn, reguliert überlebenswichtige Prozesse wie das Atmen, die Körpertemperatur und den Herzschlag. Der mittlere Teil, unser limbisches System, ist zuständig für komplexere Regulationsmechanismen, hier ist der Sitz der Gefühle und des Gedächtnisses. Untereinheiten des limbischen Systems regeln Spannung und Entspannung, prüfen eintreffende Reize auf Gefährlichkeit und lösen dann eben Gefühlsreaktionen aus. Gefühle wie Angst und Ekel dienen letztlich ja unserem Schutz. Im jüngsten Teil, dem Großhirn, sind das abstrakte Denken und Planen angesiedelt, hier steuern wir bewusste Bewegung, hier ist die Sinneswahrnehmung differenziert abgebildet und das Sprachzentrum ist hier ebenfalls angesiedelt.

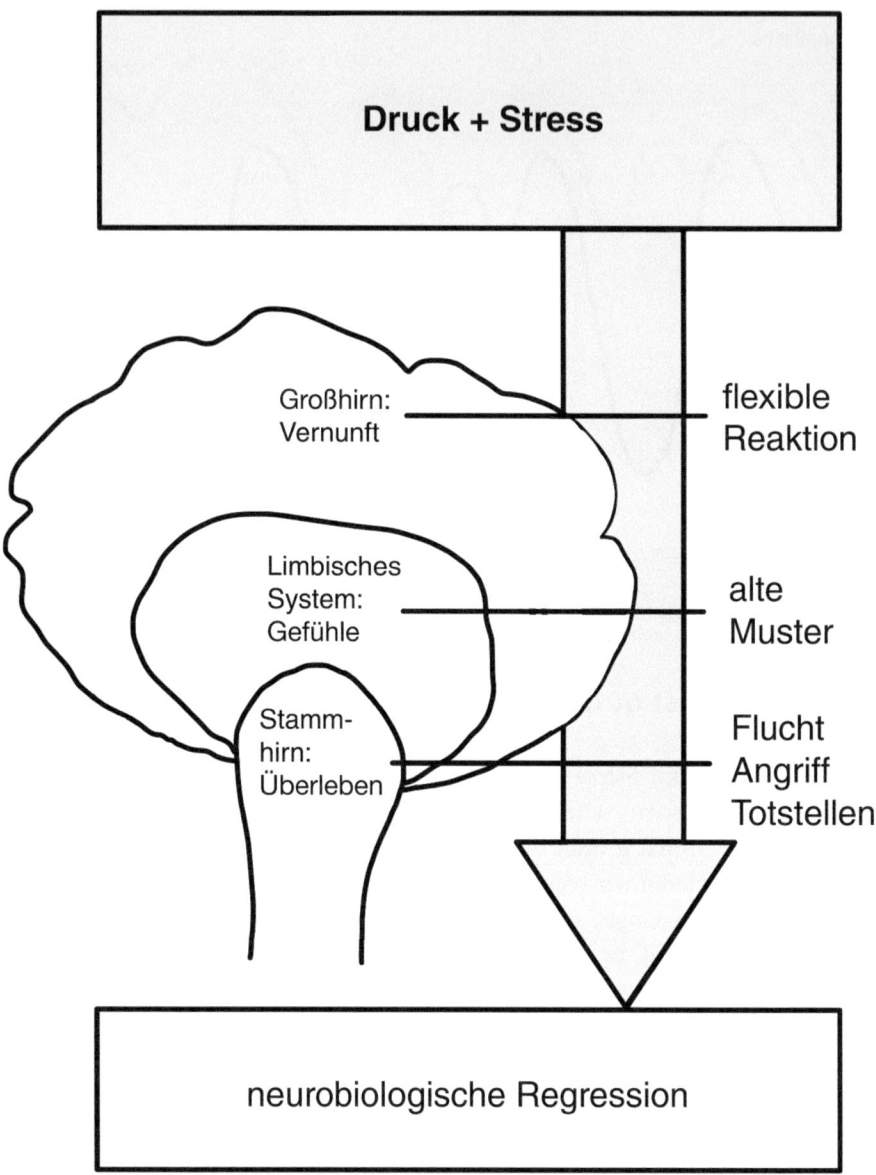

Abb. 2.3 Die neurobiologische Regression

Droht nun Gefahr, so hat das Großhirn den Nachteil, dass es deutlich langsamer arbeitet als die älteren Gehirnregionen. Um das Überleben zu sichern, wird es quasi ausgeschaltet und übersprungen und die älteren Abschnitte übernehmen, diese reagieren nämlich sehr viel schneller. Stand der berühmte Säbelzahntiger vor unseren Vorfahren, so half nur schnell rennen und nicht lange überlegen. Leider sind die Reaktionsmöglichkeiten der älteren Abschnitte eingeschränkt. So arbeitet das limbische System gerne mit alten Mustern, nutzt Bahnen, die schon oft genutzt wurden, das geht schneller und verbraucht weniger Energie. Mehr zu alten Mustern lesen Sie später in Abschn. 3.2. Das Stammhirn kann nur mit Flucht, Kampf oder einem Totstell-Reflex reagieren. Wir sind in einem anderen Modus, in einem Schutzmodus, bzw. wenn es nicht gar zu bedrohlich ist, im Funktionier-Modus. Wir haben nur Zugriff auf eine sehr begrenzte Wahrnehmung und sind schlichtweg nicht in der Lage zu überlegten, klugen Lösungen. Unsere emotionale Gestimmtheit wird geprägt von Wut und Angst.

Dieses Wissen kann entlasten und erklären, warum es uns so häufig nicht gelingt, unter Stress gute Vorsätze einzuhalten. Zack, ist da doch wieder die Zigarette oder die Tüte Chips zum Stressabbau, zack, maul ich einen Patienten an, der mich in die Überforderung bringt, obwohl ich mir vorgenommen hatte, es rechtzeitig zu merken und diesmal geduldig zu reagieren. Dabei weiß unser Großhirn doch eigentlich genau, dass diese alten Muster und Gewohnheiten uns nicht guttun. Nur hat das vernünftige Denken unter so hohem Stress leider gar nichts mehr zu sagen, bzw. wird erst später wieder eingeschaltet, wenn die Bedrohung soweit abgeklungen ist, dass die Langsamkeit des Denkens keine Gefahr mehr darstellt.

Nun zurück zum Dauerstress. Alle Stressreaktionen in unserem Körper sind für die kurzfristige Verstärkung aller Anstrengungen und die Bewältigung von akuten Problemen wunderbar geeignet. Danach kommen natürlicherweise eine Abkling- und Erholungsphase. Wenn wir uns wieder sicher fühlen, werden die Stresshormone abgebaut, wir können das Geschehene verarbeiten und reflektieren.

Was geschieht, wenn die ausbleibt und stattdessen eine Herausforderung nach der nächsten zu bewältigen ist? Wenn der Stresshormonspiegel anhält und unser Herz ständig schneller pumpt, die Muskeln dauerhaft angespannt sind und der Blutdruck nicht mehr sinkt? Wenn die Funktion des Großhirns mit seinen klugen Lösungsansätzen nicht mehr voll nutzbar ist? Wenn Angst und Wut die vorherrschenden Gefühlslagen sind?

Dauerstress

Als Folgen von Dauerstress sind folgende Funktionen eingeschränkt:

- klares Denken und damit Entscheidungskompetenz
- Konzentrationsvermögen

- Merkfähigkeit und Gedächtnisleistung
- Leistungsfähigkeit
- Überblick
- Einfühlungsvermögen
- gute Gefühle wie Freude, Zuversicht, Selbstsicherheit
- Selbstreflexion
- Entspannungsfähigkeit und Schlaf
- sexuelles Interesse
- Immunsystem

Unter Dauerstress treten vermehrt auf:

- alte Muster: Autopilot, Funktionsmodus
- negative Gefühle wie Ärger, Angst, Depression und Scham
- Erleben von Anderen als feindselig
- Fehlerquote
- Reizbarkeit und Aggressivität
- Erschöpfung und Kraftlosigkeit
- Gesteigertes Schmerzempfinden

Beispiel

Der 36-jährige Claas kam mit seiner Ehefrau in die Sprechstunde. Nach einem heftigen Konflikt mit dem Chef sei er zusammengebrochen, zittere, könne keinen klaren Gedanken mehr fassen. Er sehe Gespenster, alle wollten ihm Böses. Er sei sowieso psychisch sensibel und neige dazu, sich in Dinge rein zu steigern. Er sei selbst erschrocken über sein Gefühl, alle hätten sich gegen ihn verschworen. Er fühle sich deprimiert, pessimistisch und wertlos, glaube nicht mehr an sich. Er war so erschüttert, dass er sich nicht mehr getraut habe, Auto zu fahren. Ich war so besorgt über seine psychische Verfassung, dass ich ihn an einen Psychiater überwies und die Diagnose paranoider Zustand notierte. Erst nach mehr als drei Jahren kam er wieder in die Praxis. Auf die damalige Situation angesprochen erzählte er, dass nach einem Abteilungswechsel seine psychische Verfassung heute völlig normal sei.

Nicht immer müssen alle Merkmale gleichermaßen vorhanden sein. Claas wies einige dieser Funktionseinschränkungen auf, besonders beeindruckend und stark ausgeprägt war bei ihm das Erleben von anderen als feindselig.

Je länger der Stress anhält, desto länger braucht es, sich davon zu erholen. Und Achtung: Unter Dauerstress sind keine vernünftigen und klug durchdachten Entscheidungen möglich!

Dies sind für die Betroffenen harte Nachrichten, aber so ist es. Es kann sehr lange dauern, bis die Kraft wiederkehrt. Bevor Sie irgendwelche wichtigen Entscheidungen treffen, sollten Sie erst Ihren kühlen Kopf wiederhaben.

Unger und Kleinschmidt (2014) beschreiben als stressverstärkende Einstellungen:

Perfektionismus, Idealismus, Einzelkämpfer, Alles kontrollieren wollen, sich für alles verantwortlich oder unverzichtbar fühlen, es immer allen recht machen wollen, immer für Harmonie sorgen wollen und nicht „Nein" sagen können. Haben Sie die inneren Antreiber wiedererkannt?

2.2.3 Warum ein Trauma in der eigenen Geschichte alles verschlimmert

Wenn Sie das Gefühl haben, das Thema „Trauma" betrifft Sie nicht – lesen Sie bitte trotzdem weiter! Denn der Begriff der Traumatisierung hat in den letzten Jahren eine deutliche Erweiterung erfahren (Handtke und Görges 2018). Intuitiv verstehen wir darunter herausragende schlimme Erfahrungen, die einen Menschen in furchtbare Situationen bringen, die er nicht bewältigen kann, wie Kriegserfahrungen, Folter, schwere Unfälle und Naturkatastrophen oder Missbrauch, Dinge, von denen sich eigentlich keine Seele erholen kann.

Ein Trauma entsteht aus bedrohlichen Ereignissen, die mit überwältigenden Gefühlen von Angst und Hilflosigkeit verbunden sind. Das Gehirn ist in dem Moment so überfordert, dass es in seiner normalen Verarbeitung behindert wird. So können Erfahrungen nicht regulär als Erinnerung abgelegt werden, sondern spuken im Gehirn herum und plagen den Betroffenen als Flashbacks. Flashbacks sind als gegenwärtig empfundene Erinnerungen an die schlimme Situation, verbunden mit allen Gefühlen von damals, die durch bestimmte Trigger ausgelöst werden können.

> **Beispiel**
>
> Andreas ist vor Jahren auf der Autobahn in seinem PKW eingeschlafen und durch den Krach erwacht, der entstand, als sich sein Wagen unter den Lastwagen schob und er in der Folge schwer verletzt wurde. Die körperlichen Verletzungen sind verheilt, aber die seelischen nicht. Plötzliche laute Geräusche, wie ein Müllauto, das eine Mülltonne entleert, bringen ihn noch Jahre später in Angstzustände mit Zittern und großer Anspannung in Kopf- und Nacken. Er vermeidet Situationen, in denen er plötzlich mit Lärm konfrontiert werden könnte, ist vorzeitig berentet und hält sich ganz überwiegend zuhause auf.

Wird die Nachverarbeitung in der Folge nicht möglich, weil es kein sicheres Umfeld oder nicht genügend Unterstützung gibt, so bleiben Dauerschäden. Geht Gewalt von Personen aus, die eigentlich zu dem Kreis der Menschen gehören, die uns normalerweise unterstützen sollten, sind die Schäden besonders gravierend.

Ein Teil der Patienten entwickelt, wie Andreas, dann eine posttraumatische Belastungsstörung. Wie häufig dies geschieht, hängt vom Auslöser ab: man geht von ca. 50 Prozent bei Kriegs- und Vergewaltigungsopfern aus und von zehn Prozent bei Menschen, die einen schweren Verkehrsunfall oder eine lebensbedrohliche Erkrankung erlitten haben.

> Symptome einer posttraumatischen Belastungsstörung sind neben den Flashbacks und Albträumen eine Übererregbarkeit mit Schlaf- und Konzentrationsstörungen, Vermeidungsverhalten mit Rückzug, vermindertes Selbstwertgefühl und eine Neigung zum Grübeln. Psychiatrische Erkrankungen, Abhängigkeit von Suchtmitteln und Selbstmordabsichten treten häufiger auf als bei nichttraumatisierten Menschen.

Bei einer Retraumatisierung destabilisieren ähnliche Erlebnisse später im Leben den Betreffenden. Starke, aus dem Reiz nicht nachvollziehbare Reaktionen weisen auf eine Retraumatisierung hin. Oft ist dem Betreffenden dieser Zusammenhang gar nicht klar, denn scheinbar nicht bewältigbare Erfahrungen können zum Selbstschutz verdrängt werden. Um den Schmerz nicht fühlen zu müssen, wird die Erinnerung tief vergraben und möglichst nicht angetastet.

> **Beispiel**
> Karsten kam mit Symptomen einer schweren Depression in meine hausärztliche Sprechstunde. Auf die Frage nach Belastungen erwähnte er die Brustkrebsdiagnose seiner Schwiegermutter. Verständlich wurde die Schwere seiner Reaktion erst, als er erzählte, dass seine eigene Mutter an Brustkrebs verstorben war, als er elf Jahre alt war. In dem Alter eine schlimme Erfahrung, für deren Bewältigung er nicht genug Ressourcen hatte. Der trauernde und mit dem Kind überforderte Vater konnte nicht ausreichend für ihn da sein. Die Erkrankung der Schwiegermutter bot letztlich eine Chance, sein altes, nicht bewältigtes Trauma psychotherapeutisch aufzuarbeiten.

Je jünger und schutzloser der Mensch ist, desto weniger Bewältigungsmöglichkeiten hat er und desto größer ist seine Lernfähigkeit. Dabei lernen wir nicht nur Gutes, sondern genauso ungute Muster. Traumaforscher beschäftigen sich neben den oben beschriebenen Schocktraumata zunehmend mit sogenannten Entwicklungstraumata und richten die Aufmerksamkeit auf frühkindliche Unterversorgung mit Schutz und Liebe. Nicht nur körperliche, seelische oder sexualisierte Gewalt im Kindesalter, sondern auch Vernachlässigung kann Traumatisierung bedeuten. Die Traumatherapeutin Dami Charf stellt sogar die Hypothese auf, dass alle psychotherapeutisch behandelten Klienten ein Entwicklungstrauma haben.

In der schulmedizinischen Forschung spricht man neutraler von belastenden Kindheitserlebnissen. Witt (2019) befragte über 2500 Personen in Deutschland nach solchen früheren Belastungen sowie dem aktuellen Befinden. 44 Prozent der Befragten gaben mindestens ein belastendes Kindheitserlebnis an, am häufigsten wurden elterliche Trennung, Alkohol- bzw. Drogenkonsum in der Familie, emotionale Vernachlässigung und emotionale Misshandlung benannt. Neun Prozent wurden Opfer von körperlicher Misshandlung und vier Prozent von sexuellem Missbrauch.

Es überrascht nicht, dass die Berechnungen der Wissenschaftler nachweisen, dass Menschen mit belastenden Kindheitserlebnissen im späteren Leben mehr von Depression, Ängstlichkeit, Aggressivität und niedriger Lebenszufriedenheit betroffen sind. Sie zeigten weiter, dass Menschen mit mehreren Belastungen dabei im Sinne einer Dosis-Wirkungsbeziehung stärker ausgeprägte Veränderungen aufweisen. Die Beeinträchtigung im Beruf lässt sich auch daran festmachen, dass es mehrfachbelasteten Menschen seltener gelingt, ein gutes Einkommen zu erlangen.

> Traumatisierung verändert Regulationsmechanismen im Gehirn und verringert die Fähigkeit zur Stressbewältigung. Der Abwärtsfahrstuhl im Gehirn mit Abschaltung der höheren Funktionen wird schneller ausgelöst, Reize werden schneller als bedrohlich erlebt.

„Starke Traumatisierungen machen das Leben zu einem Kriegsgebiet und andere Menschen zu potenziellen Feinden. Sie machen das Leben „gefühlt" gefährlich." (Dami Charf)

Der Bereich von Anspannung und Entspannung in der Stresskurve (vgl. Abb. 2.3), der als angenehm empfunden wird, ist wesentlich kleiner. Untersuchungen zeigen, dass Menschen mit Traumaerfahrungen in Ihrer Kommunikationsfähigkeit beeinträchtigt sind, am Arbeitsplatz mehr Probleme haben und häufiger zum Opfer von Mobbing werden (Bauer 2013). Traumatisierten Menschen fällt es oft besonders schwer, sich zu schützen. Gleichzeitig ist Ihr Sicherheitsbedürfnis deutlich erhöht.

> **Beispiel**
>
> Marlene wuchs in einem sehr gewalttätigen Elternhaus auf, an weite Teile ihrer Kindheit kann sie sich nicht mehr erinnern. Sie arbeitet als Erzieherin in einer Vorschulklasse. Marlene erzählt mir, es gäbe viel Energie und auch Gewalt in der Klasse und beschreibt, wie ungeschützt sie sich fühlt. Diese Energie dringe in sie ein, und sie brauche oft mehrere Tage mit Reizarmut und Bewegung in der Natur, um sie wieder abzubauen.

Wer schwere Traumata erlebt hat, kann sehr von einer Therapie bei einem Traumatherapeuten profitieren, scheut sich jedoch oft davor. Ein wichtiger Grund liegt in der Angst, dass der alte Schmerz, der hochkommen könnte, auch heute nicht ertragbar sein könnte. Neben den negativen Auswirkungen gibt es aber auch positive: Krisen begünstigen Entwicklung, so spricht man von „posttraumatischem Wachstum", das in günstigen Fällen gelingt. Menschen mit Mangelerfahrungen entwickeln gerade dort, wo der Mangel war, besondere Qualitäten, wie z. B. Selbstständigkeit, Sensibilität oder Weisheit. Eine Klientin, die als Kind zu wenig körperliche Berührung erfahren hatte, wurde später eine sehr einfühlsame Massagetherapeutin.

Kintsugi, so heißt eine Technik aus Japan, mit der zerbrochene Gefäße mit Goldlack so gekittet werden, dass sie schöner und vor allem einzigartiger sind als vorher. Narben können im übertragenen Sinne zu Stellen werden, an denen wir besonders stark sind.

2.2.4 Selbstreflexion zu Stress und Trauma

Sicher haben Sie sich beim Lesen schon gefragt, wie es denn um Ihre persönliche Stressresistenz steht.

Zeichnen Sie doch mal ganz intuitiv Ihre persönliche Stresskurve über einen oder mehrere Tage und schauen Sie mit Abstand drauf. Können Sie sich noch tief entspannen? Wie ausgeglichen ist Ihre persönliche Kurve?

Beim nächsten Anlass, bei dem Sie sich gestresst fühlen, halten Sie inne, nehmen ein paar bewusste Atemzüge, lächeln sich selbst zu und fragen sich dann:

- Was genau macht diese Aufgabe so herausfordernd?
- Wodurch fühle ich mich bedroht?
- Welche Sichtweisen gibt es noch auf die Situation?
- Möchte ich meine innere Bewertung verändern?
- Kann ich die Wachstumsmöglichkeit sehen?
- Wo im Körper spüre ich den Stress?

Vermutlich haben Sie sich auch gefragt, ob Sie selbst Erlebnisse hatten, die unter diesen erweiterten Begriff von Trauma fallen, denn niemand hatte eine nur glückliche Kindheit und perfekte Eltern. Kommen bei den folgenden Fragen zum Thema Trauma unangenehme Gefühle oder Erinnerungen hoch, so erinnern Sie sich daran, dass Sie heute und jetzt sicher sind. Tauchen Sie ohne professionelle Unterstützung nicht zu tief in diese Themen ein!

- Empfinde ich meine Reaktion manchmal als übermäßig und verstehe mich selbst nicht?
- Wie hoch schätze ich meine Stresstoleranz ein?
- Welche belastenden Kindheitserfahrungen erinnere ich?
- Wie gut konnten meine Eltern mich in meiner Einzigartigkeit annehmen und unterstützen?
- Habe ich gelernt brav zu sein, um geliebt zu werden?
- War ich in schlimme Ereignisse verwickelt, die Folgen hinterlassen haben?
- Habe ich schwere Unfälle selbst oder als Zeuge erlebt?

2.3 Erholung und Entspannung sind gar nicht so leicht

Wichtig zu wissen: Dauerstress vermindert die Fähigkeit, sich zu entspannen und gut zu schlafen. Dies führt in einen Teufelskreis: Wachen wir morgens nicht erholt auf, so starten wir schon mit verminderten Kräften in den Tag. In der nächsten Nacht geht es dann so zu: Ich muss endlich schlafen, sonst bin ich morgen nicht fit. Der ständige Blick auf den Wecker, schon eine Stunde wach, schon 3:35 Uhr, schon 3:47 Uhr, Gedanken an unerledigte Arbeiten, wie soll ich das alles schaffen, Oh Gott, warum schlafe ich nicht, wie soll ich den Tag überstehen ...

Der Schlafdruck in der Nacht ist der schlimmste Feind des Schlafes. Wie soll da Ruhe einkehren?

Wenn ich Patienten aus dem Arbeitsleben herausnehme, so erzählen sie mir immer wieder, dass sie sich zuerst schlechter fühlen, in ein tiefes Loch fallen, erst richtig merken, wie erschöpft sie sind. Gedanklich sind sie meist sehr viel mit der Arbeit beschäftigt und spüren einen hohen Druck, möglichst bald zurückzukehren. Mitunter wird der Widerwille gegen die Arbeit so groß, dass schon der Gedanke, wieder ins Büro zu müssen, körperliche Beschwerden und Panikattacken auslöst. Wie schon erwähnt, haben viele Patienten und

Patientinnen auf meine Frage „Wie tanken Sie auf?" keine Antwort. Was es braucht, um zu entspannen, sind zunächst Zeit und Geduld mit sich selbst.

> Runterfahren funktioniert nicht wie ein Lichtschalter mit An- und Aus-Funktion, es ist ein längerer Weg, mehr wie ein Abstieg vom Gipfel.

Oft bedarf es einer Erforschung und Veränderung der eigenen Wege zur Entspannung und dem richtigen Mix. Wer betroffen ist, muss bereit sein, die Verantwortung für seine Regulation zu übernehmen. Dazu zehn Anregungen:

1. Buch statt Medien

Wir verdecken gerne unangenehme Gefühle der Leere und Unsicherheit durch Aktivitäten, die vordergründig zu entspannen scheinen, in denen das Gehirn aber weiterarbeitet. Medienkonsum ist kein guter Erholungsraum, unser Gehirn verarbeitet währenddessen sehr aktiv den Input, zum Beispiel aus Filmen. Wer ernsthaft entspannen will, schaltet das Smartphone aus und schaut in ein Buch statt auf den Bildschirm.

2. Ruhe

Was spricht dagegen, die eigene Erschöpfung mal ernst zu nehmen und ihr für eine angemessene Zeit ohne schlechtes Gewissen nachzugeben? Warum nicht mal eine Liegekur ohne Musik, Lesen oder andere Ablenkungen, am besten wie in einem Lungensanatorium aus dem letzten Jahrhundert, gut eingemummelt mit Wärmflasche, an der frischen Luft? Die Ansprüche an die eigene Belastbarkeit sind oft viel zu hoch. Ja, man darf erschöpft sein nach Überanstrengung und braucht dann Ruhe.

3. Gefühlen Raum geben

Nicht nur die Erschöpfung will ernstgenommen werden, sondern alle Gefühle. Viele Menschen wollen nur die guten Gefühle fühlen. Der Wut, der Enttäuschung, der Verzweiflung, der Trauer in einem sicheren Rahmen Ausdruck zu geben, schafft einen Boden für Erholung. Wenn die festgehaltenen Gefühle gefühlt werden dürfen, können sie sich lösen. Dabei geht es nicht darum, die Chefin zu boxen oder den Kollegen anzubrüllen. Sie könnten Ihre Wut in ein Bild malen, einen Brief schreiben, der anschließend verbrannt wird, im Wald mal laut brüllen oder ganz einfach mal eine kräftige Runde weinen. Tränen reinigen die Seele und entlasten ungemein. Gefühle, die sich äußern dürfen, können wieder gehen. Ein schönes Motto dazu: Was ist, darf sein; was sein darf, wandelt sich. Permanent unterdrückte Gefühle äußern sich ungemein häufig körperlich in Schmerzen, Verspannungen, Reizdarmsymptomen und vielem mehr. Belohnung oder Stressabbau über Essen ist ein beliebter, aber ungesunder Weg, Gefühle zu regulieren, ohne sie gut wahrzunehmen. Seien Sie achtsam, wenn Sie essen, ohne Hunger zu haben, achten Sie auf das Gefühl dahinter.

4. Berührung
Männer und Frauen haben andere Vorlieben für Erholung, bei Frauen spielt das Bindungshormon Oxytocin eine größere Rolle als bei Männern. Körperkontakt mit einer Person, die als sicher erlebt wird, wie lange Umarmungen und Gehalten werden, begünstigen die Ausschüttung von Oxytocin, die wiederum Stress mindert. Gibt es keinen Menschen, der als sicher erlebt wird, kann das Streicheln von Tieren entspannen. Wellnessmassagen durch eine professionelle Therapeutin können in tiefe Entspannungszustände führen, ich gönne sie mir regelmäßig als Ausgleich und zur Vorbeugung.

5. Sport
Bei Sport handelt es sich um ein sehr wirkungsvolles Instrument zum Stressabbau. „Körperliche Aktivität signalisiert deinem Gehirn, dass du die Bedrohung erfolgreich überlebt hast und in deinem Körper sicher bist", so erklären dies die Nagosky Schwestern (2019) in ihrem Buch über Stress. In einer tiefen Erschöpfungssituation ist es ratsam, die Dosis langsam zu steigern und gut auf die Signale des Körpers zu hören. Beim Tanzen unterstützt die wohltuende Musik, es kann mit wenig Aufwand im eigenen Wohnzimmer stattfinden.

6. Vagusnerv aktivieren
Wir können durch einfache körperliche Prozesse die Aktivierung des Vagusnerves unterstützen, z. B. indem wir uns erst kräftig ausschütteln und dann ruhig, langsam und tief ein und ausatmen. Atmen Sie dabei genauso lange ein wie aus und halten Sie zwischen jedem Ein- und Ausatmen kurz inne. Unterstützend wirkt eine Hand auf dem Bauch, die dem Heben und Senken der Bauchdecke durch die Atembewegung nachspürt. Es ist so einfach, man muss es nur regelmäßig tun.

7. Rausgehen
Spaziergänge in der Natur, unter dem schönen Stichwort „Waldbaden" bekannt, helfen bei der Regulation und der Verarbeitung von Problemen. Der Spaziergang wirkt noch besser, wenn wir langsam gehen und alle Sinne aktivieren, um die Natur zu sehen, zu lauschen, zu riechen und zu fühlen, wo sinnvoll, sogar zu schmecken.

8. Meditation

In einer akuten Überlastungsphase können Menschen oft nicht meditieren und es auch nur schwer erlernen. Für stille Meditation ist die innere Unruhe dann viel zu hoch. Kreisende Gedanken, Unruhe und Unbehagen können beim Wegfall ständiger Ablenkung und Beschäftigung beim ruhigen Sein in der Meditation als unangenehm erlebt werden. Es ist dann eher günstig, eine Form der Meditation zu wählen, die mit gerichteter Aktivität verbunden ist als die des stillen Sitzens. In guten Zeiten eingeübt und regelmäßig durchgeführt, hat Meditation ungeheuer viel Potential. Sie erlaubt uns Abstand von den eigenen Gedanken und Gefühlen sowie ein Ankommen ganz im Hier und Jetzt und vermindert damit u. a. übermäßiges Grübeln. Meditation ist eines der am besten wissenschaftlich untersuchten Verfahren zur Stärkung der psychischen und physischen Gesundheit und zur Reduktion von Stress. Ein guter Überblick findet sich z. B. bei Marchant (2016). Listet man ihre Wirkungen auf, so erscheint sie quasi als modernes Allheilmittel: Meditation reduziert neben Stress sowohl Angst als auch Schmerzen, erhöht die Lebensqualität. Für Depression werden verringerte Rückfallraten unter regelmäßiger Meditation und Achtsamkeitstraining erreicht, Abbauprozesse wie Demenz werden verlangsamt. In bildgebenden Verfahren können strukturelle Veränderungen im Gehirn bei regelmäßiger Meditation beobachtet werden, auf Zellebene werden Alterungsprozesse rückgängig gemacht. Meditation bewirkt ein Verweilen tief unten in der Entspannung. Eine immer populärer werdende Variante ist Achtsamkeitstraining. Es hilft, negative Gedankenschleifen zu vermindern und sich auf positive Inhalte und die Gegenwart zu fokussieren. Unter der Vielzahl von aktiven Entspannungsverfahren wie autogenes Training oder progressive Muskelentspannung, Traumreise, Yoga oder Qi Gong kann jeder seine Methode finden. Aus meiner hausärztlichen Sicht sollte jeder Mensch wissen, mit welchem Entspannungsverfahren er oder sie am besten zurechtkommt und mindestens eine Methode sicher beherrschen.

9. Hobbies

Ausgleich durch positive Freizeitaktivitäten schafft Erholung und ist eine wichtige Kraftquelle. Wenn Sie nicht mehr wissen, was Ihnen Freude macht: Was mochten Sie früher gerne, als Sie mehr Energie für Ihre Hobbys hatten? Etwas, das sich früher im Leben schon als wohltuend erwiesen hat, wieder aufzugreifen, kann ein guter Weg sein. Oder Sie beginnen etwas, das Sie immer schon mal gerne getan hätten, bisher jedoch nicht verwirklicht haben. Warten Sie nicht darauf, dass Sie Lust bekommen, sondern planen Sie konkrete Termine. Vertrauen Sie darauf, dass die Freude beim Tun kommt, auch wenn es Überwindung kostet.

10. Anderen sagen, was Sie brauchen
Gute Kontakte zu Mitmenschen wirken Wunder. Ein echter Kontakt kann nur entstehen, wenn Sie offen sind und Ihre Bedürfnisse und Wünsche klar äußern. Sonst entstehen leicht Situationen, wo man aufgefordert wird, sich zusammenzureißen und ein „so schlimm ist es doch gar nicht" oder gutgemeinte, wenig nützliche Ratschläge erhält. Je klarer Sie sagen können, was Sie gerade brauchen, desto besser können nahestehende Personen Sie unterstützen. Oft reicht ein „Bitte sei einfach da und höre mir zu", „Bitte sag mir nicht, was ich tun könnte oder sollte, das hilft mir grade nicht" oder ein „Kannst du mir eine Tasse Tee machen und den Abwasch übernehmen?".

> Wenn Sie besser schlafen, wissen Sie, dass Sie auf dem richtigen Weg sind. Wie gut wir schlafen, entscheidet sich nicht nachts, sondern am Tag.

2.4 Äußere und innere Grenzen setzen

2.4.1 Wieso wir so ungerne Nein sagen

Warum fällt es vielen Menschen so schwer, gute Grenzen zu setzen? In allererster Linie wohl, weil der Mensch andere Menschen braucht und nicht durch sein Nein abweisen möchte. Je selbstunsicherer eine Person ist, desto mehr versucht sie über Leistung und Nettigkeit Anerkennung zu finden und somit ihren Platz in der Gemeinschaft zu sichern und desto schwerer fällt ihr das „Nein"-Sagen. Die Herkunftsfamilie prägt ungemein. Die Elternrolle bringt es mit sich, Kinder zum Einfügen und „Bravsein", zum Zurückstellen eigener Bedürfnisse anzuleiten. Genauso, wie Eltern ihre Kinder ermutigen, ihre Bedürfnisse zu äußern und ihnen helfen, diese zu erfüllen. In der Erziehung eine gute Mischung aus beidem hinzukriegen ist eine Kunst.

Jeder Mensch ringt in einem beständigen Konflikt zwischen der Selbstfürsorge und der Sorge für andere, zwischen Autonomie und Abhängigkeit. Wer beides beherrscht und sich je nach Situation flexibel zwischen den Polen hin und her bewegen kann, hat eine gute Grundlage für seine Gesundheit gelegt.

> Wer übermäßig an sich denkt, vereinsamt, wer die Interessen der anderen viel höher bewertet als seine eigenen, brennt aus.

Die Gesellschaft, in der wir heute alle leben, weist viele Merkmale auf, die eine gute Abgrenzung erschweren. Digitalisierung und Globalisierung fördern die

Entgrenzung in allen Lebensbereichen, wir können jederzeit einkaufen, Filme konsumieren, Kontakt über soziale Medien halten und erreichbar sein. Muße ist in der Gesellschaft aus der Mode gekommen und wird erst langsam wiederentdeckt. Mein persönliches Negativmotto dazu lautet „Norm of frantic activity", diesen Begriff las ich vor Jahren im Zusammenhang mit dem, was (vermeintlich) einen guten Arzt ausmacht. Frantic heißt ins Deutsche übersetzt wild, außer sich, hektisch, rasend, aber auch verzweifelt. Ein guter Arzt gibt alles, ist unermüdlich im Einsatz für seine Patienten und leistet umfassend und im Zweifel unentgeltlich Hilfe. Er kennt keinen Feierabend. Seinen Urlaub verbringt er in Entwicklungsländern und hilft da weiter. Er selbst braucht nichts für sich.

Ständig in Bewegung sein, das ist auch jenseits des Arztberufs eine gesellschaftliche Leitidee, nicht nur im Beruf, sondern die Freizeit sollte genauso aktiv und sinnvoll gestaltet werden. Wer sich diesen Normen nicht unterwirft, der wird mit dem Vorwurf des Egoismus konfrontiert. Niemand sollte ein schlechtes Gewissen bei guter Selbstfürsorge haben.

2.4.2 Das kleine und das große Nein am Arbeitsplatz

Wie wirkt man chronischer Überlastung entgegen? Ein „Ja" zu sich selbst wird nur mit vielen kleinen und großen „Neins" nach außen funktionieren.

> Erwiesen ist: Pausen erhöhen die Leistungsfähigkeit. Kreativität braucht ungestörte Zeiträume des Nichtstuns. Ständige Unterbrechungen verhindern produktives Arbeiten.

Das Ziel sollte es sein, Unterbrechungen von außen zu vermindern UND mehr Pausen zu machen. Wollen Sie Unterbrechungen verhindern, dann setzen Sie klare Signale. Sorgen Sie für feste Zeiten ohne Störungen. Helfen können zum Beispiel folgende Maßnahmen:

- Gehen Sie früher als alle anderen ins Büro und nutzen Sie die ungestörte Stunde für Arbeiten, die Konzentration benötigen. Gehen Sie dann bitte früher nach Hause.
- Leiten Sie temporär das Telefon um oder stellen den Anrufbeantworter an.
- Hängen Sie ein Schild an die Tür: „Bitte nicht stören, muss denken."
- Tragen Sie im Großraumbüro lärmschluckende Kopfhörer.
- Erledigen Sie komplexe Aufgaben im Homeoffice.
- Definieren Sie, wann und wie oft Sie die Mails checken. Stellen Sie akustische und optische Benachrichtigungen über den Eingang von Mails ab.

> Mary, eine Teilnehmerin unserer Abendgruppe stellte fest, dass sich mit einer Begrenzung der ständigen Ansprechbarkeit nicht nur ihre Leistungsfähigkeit erhöhte. Als sie in die Gruppe kam, erzählte sie, sie fühle sich nicht anerkannt, mit Aufträgen überschüttet, als Fußmatte benutzt. In ihrer Rolle als Leitungsassistenz suchten sie viele Mitarbeiter mit ihren Anliegen jederzeit auf. Mary schaffte Posteingangskörbe mit verschiedenen Dringlichkeitsstufen an, legt ein „Bitte-nicht-stören-Gesicht" auf, wenn jemand reinkam und sagte: „Leg es da rein, ich kümmere mich später". Nach kurzer Zeit fühlte sie sich respektvoller und mit mehr Wertschätzung behandelt. Die Anderen nutzten die Posteingangskörbe und begannen zu fragen: „Hast du grade Zeit für mich?".

Damit Pausen gelingen, muss ihre Priorität höher bewertet sein als die der konkurrierenden Arbeit. Dies erfordert Abgrenzung gegenüber dem eigenen inneren Antreiber und dem Außen.

In Schweden gilt die gemeinsame Kaffeepause, Fika, als Kulturgut. Stellen Sie sich vor, in Ihrem Betrieb legten alle einmal vormittags und ein weiteres Mal am Nachmittag für 20 Minuten eine gemeinsame Pause ein, um sich im Gespräch vom Bildschirm oder den routinierten Abläufen zu entspannen. In Japan ist es üblich, mittags ein kurzes Nickerchen zu machen, im Zweifel sogar in der Konferenz. Ein Powernap sollte nach spätestens 20 Minuten beendet sein. Dann steigert er nicht nur die Leistungsfähigkeit, sondern senkt einer griechischen Studie mit 23.500 Probanden zufolge sogar das Herzinfarktrisiko um ein Drittel (Naska et al. 2007). Beides undenkbar in Ihrem Unternehmen? Ich sage nur: „Norm of frantic activity".

Neben solchen mittelgroßen Pausen sind die kleinen Pausen bedeutsam. Mal innehalten, über den Bildschirm hinweg auf ein Bild an der Wand oder aus dem Fenster schauen. Atmen, sich grade hinsetzen oder besser aufstehen, recken und strecken. Einen kleinen Gang zum Kollegen einlegen, statt eine Mail zu schicken. Besonders wenn es knifflig oder schwierig wird, kann eine Pause unserem Gehirn die Möglichkeit geben, neue Ideen zu produzieren, die beim festgebissenen Weitermachen nie aufgetaucht wären.

Frank Behrendt (2018) behauptet: „Wenn es eine Berechnungsformel für die Verzinsung so einer kleinen Pause gäbe, dann läge sie bei tausend Prozent." Oder, wie es Anne Lamott (2017) so anschaulich ausdrückt: „Fast alles funktioniert wieder, wenn man ein paar Minuten den Stecker zieht – der Mensch miteingeschlossen."

Auch wenn es sich vielleicht nicht so anfühlt, das alles waren kleine „Neins". Das große „Nein" zu einem zu hohen Arbeitspensum ist unumgänglich und bedarf gut geplanter Maßnahmen und einer oft mehrfachen Auseinandersetzung mit der Leitungsebene.

Ihre Tätigkeit im Unternehmen beruht auf einem Arbeitsvertrag, Sie haben Pflichten und Rechte und erhalten eine Entlohnung. So weit so gut. Doch wie sieht es in der Realität aus? In wie weit hält sich Ihr Arbeitgeber an den Vertrag, wie oft übersteigen die Arbeitszeiten die vertraglich festgelegten, welche Aufgaben sind im Laufe der Zeit dazugekommen, welche Ihrer Rechte werden Ihnen nicht gewährt?

Viele Unternehmen setzen jährliche Mitarbeitergespräche zur Nachjustierung von Gehalt, Aufgaben und Zielen ein. Umgekehrt können aber auch Sie um ein solches Gespräch bitten. Eine solche Neuverhandlung erfolgt am besten geplant und vorbereitet, keinesfalls aus einem akuten Zusammenbruch oder einer großen Wut heraus spontan.

> Wieso hat der Begriff „Dienst nach Vorschrift" eigentlich so ein negatives Image?

Wie geht man in so ein Mitarbeitergespräch? Zunächst die Belastung zu dokumentieren, mag kurzfristig zusätzliche Zeit kosten, ist aber eine gute Basis für jede Auseinandersetzung. Zur Vorbereitung gleichen Sie die Aufgaben, die Sie tatsächlich erledigen, mit Ihrer Stellenbeschreibung ab, dokumentieren Sie Vertretungen und Überstunden. Wie lange besteht die Überlastung schon? Was tun Sie leicht und gerne, was können Sie besonders gut? Welche Aufgaben oder Umstände triggern Ihren Stress besonders? Überlegen Sie selbst, welchen Teil Sie gerne abgeben würden und was oder wer Sie unterstützen könnte. Wie leidet die Qualität Ihrer Arbeit durch das Zuviel? Thematisieren Sie die Auswirkungen, ggf. den Schaden fürs Unternehmen durch unzufriedene Kunden. Überlegen Sie sich im Vorfeld konkrete Forderungen und machen Sie Vorschläge. Geben Sie den Druck und die Verantwortung an den Vorgesetzten zurück: „Bitte sagen Sie mir, welche Schritte Sie unternehmen werden, um das, was mich belastet, zu ändern."

Tragen Sie Ihre Argumente ruhig und sachlich vor. Bleiben Sie verbindlich im Ton, klar in der Sache. Üben Sie das vorher mit einer Freundin, die Ihre Vorgesetzte im Rollenspiel vertritt. Oft haben Sie bereits Vermutungen, wie Ihr Gesprächspartner reagieren wird, beziehen Sie dies in Ihre Vorbereitungen ein.

Ist der Termin gekommen, rate ich davon ab, die eigene schlechte Verfassung im Sinne eines „schluchzenden Elend – ich kann nicht mehr" in den Vordergrund zu stellen.

Wenn Gefühle Sie übermannen, Tränen kommen, stehen Sie dazu, z. B. indem Sie sagen „Sehen Sie, so weit bin ich mit den Nerven runter, kleinen Moment, es geht gleich wieder." Packen Sie Ihre Taschentücher aus, nehmen sich einen Moment zum Sammeln oder suchen kurz den Waschraum auf. Gefühlsausbrüche sind kein Zeichen von persönlicher Schwäche, sondern von Dauerstress, wenn Ihre Nerven versagen.

Und lassen Sie sich nicht abspeisen mit einem „Ja, ich verstehe Sie, aber es geht nicht anders und es ging doch auch bisher". Es liegt im wirtschaftlichen Interesse des Unternehmens, möglichst viel aus seinen Beschäftigten herauszuholen. Effektivität und Effizienz sind Ziele Ihres Unternehmens. Für Ihre Interessen und Ihre Gesundheit müssen Sie selbst sorgen. Bleiben Sie beharrlich! Nehmen Sie im Zweifel Unterstützer mit, jemanden vom Betriebsrat zum Beispiel. Wenn das erste Gespräch keine Besserung bringt, bitten Sie um ein zweites. Wenn versprochene Hilfe nicht eintrifft, auch. Schalten Sie die nächsthöhere Ebene ein, wenn nötig.

> **Beispiel**
> Sebastian, ein Naturwissenschaftler, erzählte mir beim Gesundheitscheck, dass er seinem Vorgesetzten seine Überlastung gemeldet habe. Der Chef habe gesagt, „Ich weiß, lassen Sie halt liegen, was Sie nicht schaffen, ich kann es auch nicht ändern. Ich stehe selbst unter Druck von oben." Kurz danach wurden meinem Patienten zusätzliche Aufgaben übertragen, er müsse sich obendrein um dringende Probleme in zwei Projekten kümmern. Wachsende Stapel unerledigter Arbeit lassen seinen Stress weiter ansteigen. Dieses eine Gespräch auf der nächsthöheren Ebene reichte nicht, um eine Änderung zu bewirken.

Eine der Hauptaufgaben im mittleren Management besteht darin, Druck von oben nach unten weiterzugeben. Keine schöne Aufgabe übrigens, die nicht selten krank macht. Damit Druck von unten nach oben zurückgegeben wird, muss schon ordentlich welcher erzeugt werden. Manchmal nutzen Patienten die Krankschreibung als Druckmittel, dann muss das Unternehmen plötzlich doch eine Lösung und einen Ersatz finden, was vorher als unmöglich bewertet wurde. Während ich dies schreibe, befindet sich die Welt (und besonders die Arbeitswelt) im Ausnahmezustand aufgrund der Corona-Epidemie. Was da plötzlich dann alles doch möglich ist zeigt, wie viel größer der Spielraum ist, als es auf den ersten Blick scheint.

Werden Ihnen zusätzliche Aufgaben angetragen, auch wenn sie attraktiv sind und Ihrem Selbstwert schmeicheln, bitten Sie um Bedenkzeit. Überlegen Sie in Ruhe, ob Sie dazu Kapazitäten haben oder wie Sie welche schaffen können. Gerne empfehle ich die Frage: „Was soll ich dafür liegen lassen?". Übernehmen Sie nicht die Verantwortung für Dinge, die Sie nicht wirklich gestalten können. Vorgesetzte werden besser bezahlt, weil sie mehr Verantwortung tragen, zuständig sind für sinnvolle Prioritätensetzung, Planung und Verteilung von Arbeit. Jedes Unternehmen sollte Pläne für das Auffangen von Krankheitszeiten haben und dies nicht auf die Mitarbeiter abwälzen.

2.4.3 Grenze zwischen Privatleben und Arbeit

Arbeit und Privates 100-prozentig trennen zu wollen wäre absurd und unmöglich. Manchmal kommen die besten Ideen beim Duschen nach einer ausgeschlafenen Nacht. Aber die Mail vom Chef um 22 Uhr oder regelmäßig ins Privatleben mitgenommene Arbeit, weil man sie im Büro nicht geschafft hat, sind toxisch.

Wo liegt für Sie eine gute Grenze? Wie gehen Sie mit dem geschäftlichen Smartphone nach der Arbeit und im Urlaub um? Was bewegt Sie, den Ausschaltknopf nicht zu drücken und sich dann zu ärgern, wenn es Sie belästigt? Bedient es das menschliche Bedürfnis, wichtig, vielleicht gar unersetzlich zu sein? Entspannt es Sie, im Urlaub täglich in 30 Minuten die wichtigsten Dinge zu erledigen oder wäre es nicht toll, mal drei volle Wochen gar nicht an die Arbeit zu denken?

> Der beliebte Begriff „Work-Life Balance" suggeriert, das wahre Leben finde außerhalb der Arbeit statt. Doch Arbeitszeit ist Lebenszeit. Schön, wenn Arbeit wahres Leben ist, aber eben nicht das ganze Leben der Arbeit untergeordnet wird.

Eine gute Balance stellt man nicht einmalig her, sondern sie muss immer wieder neu austariert werden. Es mag Phasen mit höherem Arbeitsanfall geben, auch Zeiten, wo private Dinge mehr Raum im Leben brauchen, in verschiedenen Altersstufen sind wir unterschiedlich belastbar. Letztlich muss man nachjustieren und sich immer wieder mal fragen, ob es so stimmig ist. Zwei Tipps dazu aus der Literatur: Behrendt (2018) rät, seinen Job nicht zu lieben, ihn zwar mit Leidenschaft zu machen, ihm jedoch ganz klar den zweiten Platz im Leben zuzuweisen. 42 Prozent Erholung seien wissenschaftlich erwiesen notwendig, so konkret beziffern es die Nagosky-Schwestern in ihrem Stressbuch (2019). Sie schlagen vor, zehn Stunden pro Tag nicht der Erwerbs-, Haushalts- oder Familienarbeit zu widmen, sondern der Erholung. Der Großteil, um die acht Stunden, sollten davon dem Schlaf gehören, der Rest Gesprächen, Bewegung, Essen und dem Ausruhen. Und ich möchte ergänzen: auch der Sexualität, die für Regeneration und Lebensqualität sorgt.

2.4.4 Innere Abgrenzung

Es klang schon an: Die Entscheidung, wie sehr die Arbeit in die Freizeit hineinreicht, bedarf nicht nur äußerer Grenzen, z. B. dem Verringern von Überstunden, sondern vor allem inneren Grenzen und Entscheidungen. Nehme ich gedanklich die Themen der Arbeit mit nach Hause, so ist der Unterschied zu Überstunden, bei denen ich körperlich im Büro anwesend bin, gering. Regelmäßig erlebe ich, dass Patienten zuhause, in der Freizeit und sogar im Schlaf, in Zeiten der Krankschreibung, beinah pausenlos gedanklich um Probleme der Arbeit kreisen.

> **Beispiel**
> Elvira arbeitet in einem Krankenhaus, in dem aktuell große Umstrukturierungen stattfinden, die sie und ihre Kolleginnen direkt betreffen. Nach einem ausführlichen Gespräch habe ich sie für zwei Wochen krankgeschrieben. Als sie nach diesen 14 Tagen in die Sprechstunde kommt, frage ich sie, wie es ihr geht. Als Antwort erzählt sie ausführlich, wie schlimm es die Kolleginnen im Unternehmen haben. In der Zeit der Krankschreibung beschäftigt sich Elvira gedanklich ständig mit der Arbeit und unterhält intensiven Kontakt zu den Kolleginnen. Der unabgeschlossene Umstrukturierungsprozess dort lässt sie nicht zur Ruhe kommen. An Erholung ist so nicht wirklich zu denken.

Gestalten Sie den Übergang zwischen Arbeit und Zuhause bewusst. Fraser (2019) empfiehlt die folgenden drei Schritte für den Übergang: Nutzen Sie den Nachhauseweg und reflektieren Sie den Arbeitstag. Was lief gut? Was habe ich erreicht? Was könnte ich morgen besser machen? Wenn es die Möglichkeit zu einem kurzen Austausch darüber gibt, umso besser. Machen Sie sich bewusst, wie Sie sich räumlich von der Arbeit entfernen und zu Hause ankommen. Suchen Sie Erholung in etwas, das Sie in der Gegenwart ankommen lässt. Das kann ein Spaziergang mit dem Hund sein, Sport, Meditation oder ein Sudoko. Oder Sie duschen und ziehen sich um. Kleine, sich täglich wiederholende Rituale signalisieren dem Gehirn den Übergang in den Feierabend. Fragen Sie sich: Welche Stimmung gehört nicht nach Hause, sondern an den Arbeitsplatz? Wie möchte ich den Rest des Tages verbringen? Im Homeoffice ist es besonders notwendig, klare Grenzen zwischen Arbeitsraum und Freizeit zu ziehen.

Kreisen die Gedanken ständig um die Probleme, so ist der erste Schritt, es sich bewusst zu machen, innezuhalten und wahrzunehmen. „Ach schau an, jetzt bin ich in Gedanken wieder dort", möglichst, ohne sich gleich dafür zu kritisieren. Das Gehirn macht nur seine Arbeit, wenn es Probleme bearbeitet und versucht sie zu lösen, solange sie bestehen. Doch haben Sie schon mal erlebt, dass nächtliches Grübeln nur ein einziges Problem gelöst hat?

> Zu viel nachdenken ist wie schaukeln. Man ist zwar beschäftigt, kommt aber kein Stück weiter. (Verfasser unbekannt)

Folgende Tipps können bei gedanklicher Einengung auf die Probleme unterstützen:

Schreiben Sie alles auf, was geschehen ist, möglichst genau, und zusätzlich beschreiben Sie möglichst genau, wie Sie sich gefühlt haben. Schreiben schafft Distanz, es steht dann auf dem Papier und kreist nicht nur im Kopf. Nehmen Sie sich dazu eine klar definierte Zeit, maximal eine Stunde am Tag zu einem vorher festgelegten Zeitpunkt. Nehmen Sie selbst den Druck, gut schreiben zu müssen, es ist völlig egal, ob Sie richtig und gut schreiben oder meinen, schreiben zu können.

Aus der Akzeptanz- und Commitmenttherapie stammt die Idee der kognitiven Defusion. Können wir Gedanken und Gefühle wahrnehmen, beobachten und benennen, so können wir uns besser von ihnen lösen. Eine ganz einfache Technik geht so: Sie identifizieren einen Gedanken, der Sie sehr beschäftigt. Zum Beispiel: „Ich werde ungerecht behandelt". Dann setzen Sie die Worte „Ich denke, dass" davor, also in dem Fall „Ich denke, dass ich ungerecht behandelt werde". Im nächsten Schritt erweitern Sie zu: „Ich nehme wahr, dass ich denke, dass ich ungerecht behandelt werde". Dies schafft Abstand und ermöglicht die Frage, ob Sie etwas anderes zur gleichen Sachlage denken könnten und dass der Gedanke nur ein Gedanke ist, den man, wie Gefühle auch, nicht festhalten muss, sondern loslassen kann.

Denken Sie nicht an einen rosa Elefanten. Ich bin sicher, wenn Sie das lesen, denken Sie heute zum ersten Mal an einen solchen. Unser Gehirn nimmt „nicht" schlecht wahr. Wir können nicht gut nicht an etwas denken. Wir können uns aber vorstellen, etwas kleiner, schwächer, dunkler, unschärfer werden zu lassen. Malen Sie den rosa Elefanten mal andersfarbig an, stellen Sie sich vor, wie er immer kleiner wird und in einem Fernsehbild verschwindet, das dunkel wird, wenn Sie den Ausschaltknopf auf einer imaginären Fernbedienung drücken. Stellen Sie sich den Gedanken als Schriftzug vor Ihrem inneren Auge vor, der dann langsam zerbröselt. Das kann unser Gehirn. So können wir mit Gedanken spielen, sie uns weiter weg, unschärfer, kleiner, weicher, leiser vorstellen, und erlangen etwas Kontrolle über das, was wir denken, zurück.

Aufmerksamkeit auf andere Dinge umzulenken ist ein mühsamer Prozess, der immer wieder neue Anläufe braucht. Unser Gehirn soll uns vor Gefahren schützen, es speichert Negatives viel besser als Positives. Dabei könnten positive Gedanken und gute Gefühle uns so sehr stärken. Wenn wir uns gut fühlen, sind wir handlungsfähiger, haben mehr Ideen und sehen neue Wege, werden neugierig. Gut gestimmt sein geht mit Gelassenheit einher, Stress kann schneller abklingen. Wir erleben Beziehungen als näher und angenehmer.

2.4.5 Neuer Umgang mit Grenzen

Die folgenden Fragen können Ihnen helfen, sich besser abzugrenzen und eine gute Balance zu finden. Je mehr Zeit Sie sich für eine Frage nehmen, desto wirkungsvoller kann eine Veränderung angestoßen werden.

- Welche Rolle soll die Erwerbsarbeit in meinem Leben spielen? Arbeite ich um zu leben oder lebe ich um zu arbeiten?
- Wie viel Zeit widme ich derzeit verschiedenen Bereichen in meinem Leben, wie hätte ich es gerne künftig? Schreiben Sie mal ein Szenario zum Thema „mein perfekter Arbeitstag".
- Wo finde ich Sinn, wo Anerkennung?
- Wo könnte ich künftig „Nein" sagen? Was kann ich auf meine „Not to do Liste" setzen?
- Welchen Preis hat welches Nein? Was kann schlimmstenfalls passieren?
- Wie haben meine Eltern auf mein „Nein" reagiert?
- Zu welchen vernachlässigten Werten oder Aktivitäten möchte ich künftig kraftvoller „Ja" sagen?

Übung zum Neinsagen
Stellen Sie sich hin, vielleicht kann Ihnen ein Freund oder ein Partner als Gegenüber zur Verfügung stehen. Sagen Sie „Nein", machen Sie Gesten dazu. Probieren Sie zaghafte Neins, freundliche Neins, klare Abgrenzung mit den Händen, trauen Sie sich mal ein wütendes Nein. Wie fühlt sich das an? Was fällt leicht, was schwer? Bitten Sie den Partner um Rückmeldung, was ankommt.

Ihr Partner kann dann aktiver werden und sagen: „Du sollst" – Sie bleiben bei „Nein". Wiederholen Sie das mehrfach. Er kann dann variieren, z. B. „Du musst", „Ich bitte dich". Letzteres fällt meist am schwersten.

Vielleicht finden Sie ja ein klein wenig Freude am Neinsagen?

Literatur

Bauer, J. (2013). *Arbeit. Warum sie uns glücklich oder krank macht*. München: Heyne.
Behrendt, F. (2018). *Liebe deinen Job und nicht dein Leben*. Gütersloh: Penguin.
Brown, B. (2010). The power of vulnerability. TED Talk. https://www.ted.com/talks/brene_brown_the_power_of_vulnerability?language=de. Zugegriffen am 31.05.2020.
Charf, D. https://therapeuten.traumaheilung.de. Zugegriffen am 31.05.2020.

Fraser, A. (2019). Never take a bad work day home again, using these 3 steps. TED Talk. https://ideas.ted.com/never-take-a-bad-work-day-home-again-using-these-3-steps/.

Handtke, L., & Görges, H.-J. (2018). *Handbuch Traumakompetenz: Basiswissen für Therapie, Beratung und Pädagogik.* Junfermann, Paderborn.

Lamott, A. (2017). 12 truth I learned from life and writing. TED Talk. https://www.ted.com/talks/anne_lamott_12_truths_i_learned_from_life_and_writing. Zugegriffen am 31.05.2020.

Marchant, J. (2016). *Heilung von innen: Die neue Medizin der Selbstheilungskräfte.* Reinbek: Rowohlt.

Nagosky, E., & Nagosky, A. (2019). *Stress: Warum Frauen leichter ausbrennen und was sie für sich tun können.* München: Kösel.

Naska, A., et al. (2007). Siesta in healthy adults and coronary mortality in the general population. *JAMA Internal Medicine.* Arch Intern Med. 2007;167(3), 296–301. https://doi.org/10.1001/archinte.167.3.296

Unger, H.-P., & Kleinschmidt, C. (2014). *Das hält keiner bis zur Rente durch.* München: Kösel.

Witt, A., et al. (2019). Prävalenz und Folgen belastender Kindheitserlebnisse in der deutschen Bevölkerung. *DÄB, 116*(38), 635–642.

3

Selbstfürsorge verhindert das Ausbrennen

> Dieses Kapitel möchte dazu beitragen, den Kontakt zu sich selbst und damit die Gesundheit zu stärken. Chronische Überanstrengung und fehlende Grenzen sind wichtige Ursachen für Burn-out, doch dazu kann es im Grunde nur kommen, wenn wir uns selbst nicht mehr gut spüren und versorgen. Wie gut wissen Sie, wer Sie sind und was Sie brauchen? Auf der Basis einer Inventur der individuellen Bedürfnisse, der biographischen Prägung, des inneren Teams und der Glaubenssätze werden neue Sichtweisen und Handlungsoptionen erschlossen. Damit kann der Irrsinn von Wiederholungen ein Ende finden. Unsinnige Erwartungen behindern uns, realistische Ziele und Werte hingegen stärken.

3.1 Bin ich schon im Burn-out?

Das Konzept Burn-out hilft, einiges zu verstehen. Burn-out, ein jahrelang umstrittener Begriff, wurde in seiner Existenz negiert oder als Modediagnose abgewertet. Doch trotz Gegenwind hat das Konzept aus den siebziger Jahren so viel Kraft, dass es sich weit verbreitet hat. Heute kann quasi jeder mit dem griffigen Begriff, der auf ein Ausgebranntsein verweist, etwas verbinden. Burn-out wurde 2019 schließlich in der Überarbeitung der medizinischen Klassifikation von Diagnosen der Weltgesundheitsorganisation (ICD-11) aufgenommen und seine Existenz somit offiziell anerkannt.

3.1.1 Was genau ist eigentlich Burn-out?

> Burn-out wird im internationalen Diagnosekatalog als Syndrom von nicht erfolgreich verarbeitetem chronischem Stress am Arbeitsplatz definiert. Unter Syndrom versteht man ein durch das gemeinsame Auftreten bestimmter charakteristischer Symptome gekennzeichnetes Krankheitsbild. Die drei charakteristischen Symptome sind laut ICD-11:
>
> - Gefühl von Erschöpfung
> - zunehmende geistige Distanz oder negative Haltung zum eigenen Job
> - verringertes berufliches Leistungsvermögen

Burn-out überlappt sich unter anderem mit den diagnostischen Kategorien psychosomatische Dysregulation, Depression, Anpassungsstörung und Erschöpfungszustand. Die Medizin liebt es zu definieren, doch vergessen wir nicht: Krankheitsklassifikationen sind die Frage einer gesellschaftlichen Bewertung, im Grunde pseudowissenschaftlich. Letztlich sind Diagnosen sowieso nur Landkarten vom Wald, nicht aber der Wald selbst. Dennoch trägt die Aufnahme in der Klassifikation zu einer Wahrnehmung des Problems selbst bei.

Im Laufe der Jahrzehnte entstanden verschiedene Definitionen und Ansätze, Burn-out zu beschreiben. Charakteristisch ist zunächst einmal eine schwere Erschöpfung. Sie resultiert vor allem aus einer übermäßigen emotionalen und eventuell körperlichen Anstrengung, wie sie im vorherigen Abschnitt zum Dauerstress bereits ausführlich beschrieben wurde. Die Batterie ist gründlich leer, die betroffenen Menschen fallen in eine dauerhafte schwere Schwäche mit wenig Antrieb und vermehrter Reizbarkeit.

> **Beispiel**
> Christoph berichtet aus seinem medizintechnischen Betrieb: Vier Techniker machen die Arbeit von sieben, sobald einer davon ausfällt, gerät alles in Stocken. Bei schwierigen Problemen mangelt es an suffizienter Unterstützung, A verweist an B, B an C, und der wieder an A. Von den Kollegen, die ihn vor zwei Jahren eingearbeitet haben, ist keiner mehr in der Firma. Bei Problemen erreichen überlastete Mitarbeiter den Vorgesetzten nur selten, es heißt, er geht nur noch ans Telefon, wenn der Teamleiter ihn anruft. Die Kollegen schotten sich ab, jeder versucht zu verhindern, dass zusätzliche Arbeit auf dem Schreibtisch landet, die Bereitschaft, sich gegenseitig zu helfen, nimmt ab. Kundenanfragen können immer seltener zeitnah erfüllt werden, die Unzufriedenheit der Kunden landet bei den überforderten Mitarbeitern. Christoph träumt beinah jede Nacht von technischen Problemen, die er im Schlaf noch zu lösen versucht.

Kleine Aufgaben, die früher eigentlich immer gut zu bewältigen waren, können sich anfühlen wie eine große, nicht zu schaffende Herausforderung. Ängstlichkeit breitet sich aus. Die reale Leistungsfähigkeit sinkt, es dauert immer länger, Aufgaben zu erledigen, die Fehlerquote steigt, die Arbeit ist immer weniger zu schaffen. Erfolgserlebnisse gibt es kaum noch, das Selbstwertgefühl sinkt. Oftmals kommen Selbstvorwürfe hinzu. Betroffene empfinden es als persönliches Versagen, dass sie die Arbeit nicht mehr bewältigen können. Im privaten Kontext führen Erschöpfung und Antriebsarmut zu weniger Aktivität, Hobbys und Freunde werden vernachlässigt, die Patienten ziehen sich immer mehr zurück.

Wer unter Burn-out leidet, empfindet eine immer größer werdende Abneigung bis hin zum Ekel davor, zur Arbeit zu gehen. Die Einstellung gegenüber Kunden und anderen beruflichen Kontaktpersonen wandelt sich hin zu Gleichgültigkeit, Abwertung. Nicht selten tritt Zynismus auf. Die Identifikation mit der Arbeit und der Glaube an einen Sinn dessen, was man tut, gehen verloren.

Zunächst dachte man, dass vor allem Menschen betroffen sind, die anderen helfen und deren Berufen von außen eine hohe Sinnhaftigkeit zugeschrieben werden. Mittlerweile weiß man, dass jeder ausbrennen kann, nicht nur die, die sich im Sinne eines „Helfersyndroms" übermäßig für andere Menschen engagieren. Bei dieser Gruppe geht allerdings besonders viel Sinn verloren.

Bei diesen Entwicklungen fehlt typischer Weise eine gesunde, rechtzeitige Bremse. Alles wird schlimmer durch ein viel zu spätes Wahrnehmen, Innehalten, Aussteigen. So kann Burn-out im Endstadium in eine schwere Depression mit Selbstmordgedanken münden.

Zuverlässige Daten zur Häufigkeit von Burn-out fehlen. In Umfragen fühlt sich mehr als jeder zweite Deutsche davon bedroht. Welche dieser Merkmale für Burn-out können Sie an sich selbst beobachten? Wie sensibel sind Sie für erste Warnzeichen?

> **Beispiel**
>
> Vor einem Urlaub und nach Phasen mit hohem Patientenaufkommen spüre ich manchmal eine Abneigung gegen Patienten und meine Arbeit, meist am Ende der Sprechstunde. Vor meinem letzten Sommerurlaub, ich hatte schon zwei Wochen alleine die Praxis übernommen, da meine Kollegin im Urlaub war, kurz vor Ende der letzten Sprechstunde, kam ein Patient mit einer kleinen Liste von Anliegen. Ich spürte großen Widerwillen, fühlte mich geradezu belästigt, wieso muss das denn nun sein, das kann doch jetzt nicht wahr sein, ich habe überhaupt keine Lust, die nun abzuarbeiten. Das ist noch lange kein Burn-out, ich war nur urlaubsreif. Aber mir scheint es wichtig, sich solcher Gedanken und Gefühle bewusst zu werden. Ich war sehr froh, nach dem Urlaub meine Freude an der Arbeit und mein Interesse an Patienten wieder zu spüren.

3.1.2 Wie kommt es zum Ausbrennen?

Beim Burn-out spielen in aller Regel ungünstige äußeren Bedingungen mit Persönlichkeitseigenschaften zusammen.

> **Risikofaktoren**
> Risikofaktoren fürs Ausbrennen auf Seiten der Arbeitsumgebung sind:
>
> - Monotonie und geringe Einflussmöglichkeiten auf die Arbeit
> - anhaltend hoher Arbeitsanfall, Zeitdruck
> - ständige Störungen, unklare und sich häufig verändernde Aufgaben
> - Ausbleiben einer angemessenen Anerkennung für die Arbeit, sowohl finanziell als auch nicht-materiell
> - schlechtes Betriebsklima
> - anstrengende Kundenkontakte
> - Schichtarbeit, Lärm, Kälte oder Hitze
> - unsicherer Arbeitsplatz
> - schnell wachsende Unternehmen
>
> Risikofaktoren auf Seiten der Beschäftigten sind
>
> - überhohe Leistungsbereitschaft
> - hohe Ideale
> - ängstliche oder pessimistische Grundhaltung
> - schlechte Verbindung zu sich selbst; insbesondere wenig Zugang zu seinen Bedürfnissen und Grenzen
> - Neigung, Probleme lange zu verleugnen
> - starke Fokussierung auf den Bereich der Arbeit bzw. das Fehlen eines stabilen sozialen Umfelds
> - Schwierigkeiten in der Beziehungsgestaltung zu anderen

Langanhaltende Herausforderungen im Außen und die innerliche Einstellung führen zusammen zu einer chronischen Energiearmut. Stellen Sie sich eine Batterie vor, in der hohe Anstrengung mehr Energie abzieht, als aufgefüllt werden kann. Sie erinnern sich an die Folge von Dauerstress, das nicht mehr in die Entspannung gelangen Können? Der Verlust von Zeit und Kraft für ausgleichende, gute Aktivitäten führt in eine Abwärtsspirale.

Neben der Anstrengung existiert ein weiterer Energieräuber: die Diskrepanz zwischen Erwartungen und Wirklichkeit. Wenn wir ständig von uns und dem Umfeld etwas anderes erwarten als wir bekommen, so zehrt dies an den Kräften und demotiviert. Als würden Sie mit dem Kopf immer wieder gegen eine Wand rennen.

Die nächsten Abschnitte befassen sich vor allem mit den inneren Anteilen. Ich empfehle Ihnen, sich unbedingt um die äußeren Bedingungen zu kümmern, ob Sie schon erste Anzeichen von Burn-out haben oder ihn nur vermeiden wollen. Jetzt aber lade ich Sie erstmal ein, Kontakt mit sich selbst aufzunehmen, um besser und gezielter handeln zu können.

3.2 Wer bin ich und was brauche ich?

Im Arbeitsleben fühlen sich viele meiner Patienten nicht gut behandelt. Wie gut behandeln Sie sich eigentlich selbst? Und wie gut wissen Sie, was Sie brauchen und was Ihnen wichtig ist? Der folgende Abschnitt lädt zu ausgiebiger Selbstreflexion ein und enthält viele Fragen und Übungen. Man kann ihn aber auch einfach lesen und sich inspirieren lassen.

> **Beispiel**
> Ich persönlich brauche inhaltliche Breite, zu viel vom Gleichen macht mich müde und unruhig. Ich habe ständig neue Ideen und liebe es, sie ins Leben zu bringen. Von den vielen Projekten bleibt dann auch mal eins unabgeschlossen oder ruht länger. Deshalb arbeite ich nur vier Tage in der Praxis, um genug Zeit für Anderes zu haben. Gleichzeitig brauche ich Struktur und Klarheit, bin gerne pünktlich, sorge dafür, dass Patienten nicht lange warten müssen in meiner Hausarztpraxis und alles möglichst geordnet abläuft, weil Chaos mich stresst. Wenn ich überfordert bin, werde ich schnell sauer. Trotzdem könnte ich nie in einer Behörde arbeiten, weil ich Entwicklungsprozesse liebe und Gestaltungsspielraum brauche.

Machen Sie doch mal eine Bestandsaufnahme von sich, diesem einzigartigen menschlichen Wesen mit seinen Besonderheiten, welches es so nur einmal auf der Welt gibt.

> **Wer bin ich?**
> - Was sind meine Stärken und besonderen Talente?
> - Was lässt mein Herz höherschlagen?
> - Was für ein Umfeld belebt mich?
> - Welche Erfahrungen in meinem bisherigen Leben haben sich richtig gut angefühlt, welche nicht?
> - In welchem Biotop gedeihe ich am besten? Bin ich eher eine schüchterne Sumpfblume oder eine Rampensau?
> - Passt meine ursprüngliche Berufswahl gut zu mir?
> - Welchen Beruf würde ich heute für mich wählen, wenn ich es ganz neu entscheiden könnte?
> - Wie viel Kontakt zu Menschen tut mir gut? Bin ich eher introvertiert oder extrovertiert?
> - Wie würde meine beste Freundin mich beschreiben?

Wenn Sie sich wichtig genug nehmen, um sich Zeit zu nehmen, diese Fragen zu beantworten, so schauen Sie als nächsten Schritt, wo Sie eine Verneinung finden. Diese in eine positive Aussage zu verwandeln hat mehr Kraft. Die Aussage „Ich brauche viel Ruhe" hat eine größere Leitfunktion als „ich vertrage nicht so viel Lärm".

Und wenn Sie Lust haben, weiter, tiefer zu forschen, dann fragen Sie sich als nächstes, wer Sie noch sind, oder wer Sie wirklich sind. Wenn bestimmte Eigenschaften und Verhaltensweisen bei anderen Menschen auf gute Resonanz stoßen, so bauen wir diese meist aus. Was nicht gut ankommt, verbergen wir. In der Regel zeigen wir in verschiedenen Zusammenhängen andere Seiten: als Mutter, Geliebte, Arbeitnehmerin, Freundin, Schwester, Tochter sind wir nie ganz die Gleiche. Besuchen wir beispielsweise die alten Eltern, so ertappen wir uns dabei, in alte Muster zu verfallen, die wir in anderen Lebenszusammenhängen nicht mehr zeigen. Solche Rollen oder Identitäten zu leben, ist keineswegs verkehrt, nur sollten wir schauen, dass wir uns nicht komplett darin verlieren.

> Befassen wir uns mit den verschiedenen Aspekten unserer Persönlichkeit, so entdecken wir viel Potential und neue Möglichkeiten.

Hinter der Mutter der Nation steht vielleicht ein ganz anlehnungsbedürftiger Teil, der gerne mal auf den Arm genommen werden möchte. Neben dem überarbeiteten, gestressten Mann kann es einen kraftvollen Freizeitkicker geben. Hinter der klugen, hochgebildeten Wissenschaftlerin, die immer eine Lösungsidee hervorzaubert, versteckt sich ein verzagtes, überfordertes Kind. Die lustlose Ehefrau kann mit einem anderen Mann eine leidenschaftliche Liebhaberin sein.

- Welche meiner Seiten zeige ich in welcher Rolle?
- Wenn ich mir mich selbst als Orchester vorstelle, welche Instrumente gibt es in meiner Symphonie des Lebens?
- Was macht mein natürliches Wesen aus?
- Was lehne ich bei mir selbst ab?
- Welche Seiten zeige ich ungern?
- Was bin ich zusätzlich noch?
- Wie war ich als Kind?

3.2.1 Frühe Erfahrungen wirken heute noch

Wie war ich Kind? Was hat mich geprägt? Es lohnt sich, sich bewusst zu machen, wo man herkommt. Die große Lernfähigkeit als Kind wurde bereits im

Abschnitt zu Trauma angesprochen. Lernen findet zu einem kleinen Teil als bewusste gesteuerte Erfahrung statt, zum Beispiel wenn die Mutter der Tochter zeigt, wie man Schnürsenkel bindet. Die weitaus größeren Anteile sind Erfahrungslernen und Lernen durch Vorbild: Wie reagiert der andere, wenn ich dies tue oder lasse? Wie macht es der andere? Wie geht Frau- oder Mannsein?

In der Psychologie unterscheidet man vertikale und horizontale Beziehungen. Der Prototyp für die vertikale Beziehung ist das Eltern-Kind Verhältnis und der für die horizontale sind Geschwistererfahrungen. In die vertikale Beziehung zu Vorgesetzten spielen immer alte Muster gegenüber den Eltern hinein.

> Wie wir hierarchisch höhergestellte Personen erleben, wird durch die Erfahrungen geprägt, die wir als Kinder mit unseren Eltern machen.

Hatte ich einen cholerischen Vater, so wird mich Kritik der Chefin viel mehr treffen und verunsichern, als jemanden, der als Kind überwiegend wohlwollend wertgeschätzt wurde. Ich verhalte mich vermutlich vorsichtiger und möglicherweise unterwürfiger und ermutige damit unter Umständen den Anderen, mich weniger respektvoll zu behandeln als einen selbstsicheren Kollegen. Wurde ich von meiner Mutter dazu angehalten, brav und angepasst sein und nicht zu widersprechen, so wird es mir schwerer fallen, gegenüber der Chefin berechtigte Einwände oder sogar Kritik zu äußern.

Vorgesetzte sind in Deutschland in hohem Ausmaß schlecht auf Führungsaufgaben vorbereitet. „Huch, ich bin ja hier der Boss" so lautete eine Überschrift der Süddeutschen Zeitung am 04.04.2020. Dort wird von einer Umfrage berichtet, nach der nur 15 Prozent der Führungskräfte angeben, für ihre neue Rolle fortgebildet worden zu sein, 35 Prozent gar kein Training erhalten haben und viele sich ins kalte Wasser geworfen fühlten. Nur jeder Dritte fühlte sich gut auf die neue Führungsaufgabe vorbereitet. Was passiert ohne Training? Alte Rollenmuster bestimmen unbewusst das Verhalten. So dient eine Mischung aus den eigenen Kindheitserfahrungen mit den Eltern und den Erlebnissen mit früheren Chefs als Vorbild dafür, wie Führung geht – vermutlich kein zukunftsweisendes und erfolgsversprechendes Konzept! Sollten Sie selbst Führungsaufgaben haben oder anstreben, so rate ich dringend: befassen Sie sich mit dem Thema gute Führung.

Welche Leitsätze haben unsere Eltern uns mitgegeben? Welche unbewussten Familienaufträge begleiten uns?

> **Beispiel**
>
> Sabine war begabt und sollte aus Sicht der Lehrer nach der Grundschule aufs Gymnasium wechseln. Sie freute sich darauf und war bereits angemeldet. Sie erzählte in der Coachinggruppe, wie sie von den Eltern gedrängt wurde, sich wieder abzumelden, während der Bruder dorthin durfte. „Was sollten die Leute denken, wenn sie dort scheitere?", so das Argument der Eltern. Sie holte später das Abitur nach, mit besseren Noten als ihr Bruder. Die Entscheidung zu studieren musste sie erneut gegen hohen Widerstand der Eltern durchsetzen. Bei ihrer jetzigen Stelle stockt sie ihre halbe Stelle auf eine ganze Stelle auf, übernahm dafür die Arbeit einer ausscheidenden Kollegin, die ganztags gearbeitet hatte, bewältigte eine Zeitlang mit einer Stelle also die Aufgaben von anderthalb Mitarbeiterinnen. Ihre Prägung „ich muss beweisen, dass ich es schaffe" trug sicherlich dazu bei, dass Sabine viel zu spät die Reißleine zog und im Burn-out landete.

Auch die beruflichen Traditionen in der Familie prägen uns ganz ungemein. Die heutige Gesellschaft ermöglicht viel mehr Freiraum in der Berufsauswahl als frühere Generationen es hatten, doch hat diese Freiheit einen Preis. Mehr Freiraum geht mit mehr Unsicherheit einher. Heinemann (2019) formuliert es so: „Wer das Familiensystem in irgendeiner Weise verlässt, betritt unsicheres Neuland. Die Individualisierung von Lebensläufen und das Aufbrechen von Familientraditionen erzeugt Stress."

Aus einer Nichtakademikerfamilie eine Hochschullaufbahn und Professur anstreben? Aus einer Pastorendynastie als Erstgeborener nicht Theologie studieren? Bei lauter Beamten in der Familie das Pflichtgefühl zugunsten von Lebensfreude zurückdrängen? Mindestens genauso viel Stress erzeugt es, in beruflichen Traditionen zu bleiben, wenn es der eigenen Persönlichkeit nicht entspricht. Als Feingeist den Familienbetrieb übernehmen zu müssen, Ärztin zu werden ohne Begeisterung für Menschen und den Beruf.

> **Beispiel**
>
> Ihr Vater stammt aus Deutschland und ist strukturiert, diszipliniert sowie pflichtbewusst. Ihre Mutter kommt aus einer kinderreichen Familie aus Irland, die sehr beweglich ist, viele Geschwister sind ausgewandert. Die irischen Tanten und Onkel haben in Gruppen jeweils den gleichen Beruf ergriffen, waren Dienstleister oder Handwerker. Im irischen Zweig verortet Josefine ihre musikalische Ader, ihre Lebensfreude. Hier wird viel gesprochen und gelacht. Josefine hat sich bei der Berufswahl für die kaufmännische Seite des deutschen Zweigs entschieden, aber dabei einen Bezug zur herstellenden Industrie behalten. Wir besprechen, dass etwas mehr irische Lebensfreude zusätzlich zu der hilfreichen deutschen Strukturiertheit ihr das Leben am jetzigen Arbeitsplatz in einer Behörde erleichtern könnte. (Abb. 3.1)

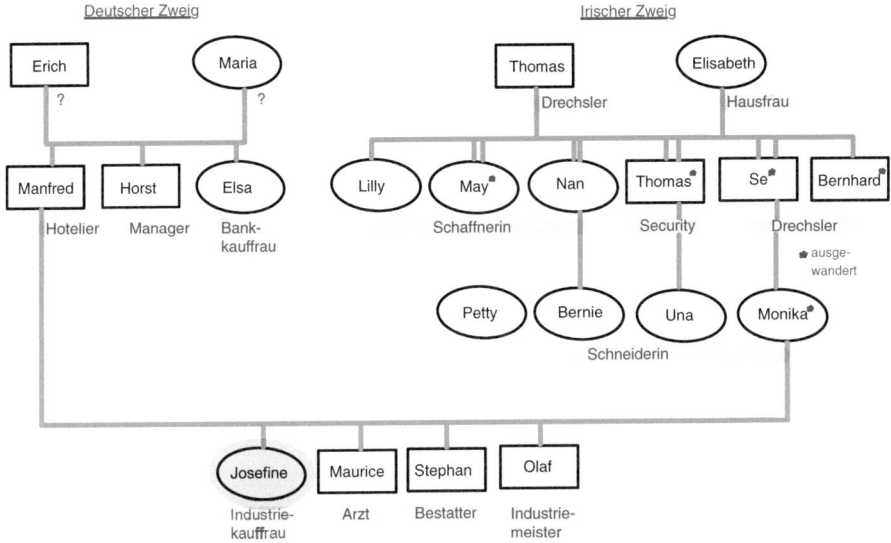

Abb. 3.1 Genogramm von Josefine: Meine irische und meine deutsche Seite

Malen Sie mal Ihre Familie als Genogramm auf und schreiben Sie die Berufe und die Prägung dazu. Schauen Sie mit Abstand drauf, und erkunden Sie die verschiedenen Linien, Traditionen und Bruchstelle in dem Gefüge. Wie wurde in Ihrer Familie Erfolg definiert, wer durfte Karriere machen? Wie unterscheiden sich die Berufe in der männlichen und der weiblichen Linie? Es gibt mit Sicherheit viel zu entdecken! Welchen Titel würden Sie dem Bild Ihrer Familie geben?

Familienaufstellungen sind eine andere, lebendige Methode, unbewussten Themen im Familiensystem auf die Spur zu kommen. Genaueres dazu folgt in Abschn. 5.2.2.

3.2.2 Die vielen Stimmen in mir ergeben ein Team

Begeben wir uns vom Familiensystem nun zu dem eigenen inneren System. Ausgesprochen hilfreich finde ich in diesem Zusammenhang das weit verbreitete Persönlichkeitsmodell des Psychologen Schulz von Thun (2013). Er geht davon aus, dass Selbstklärung die wichtigste Voraussetzung klarer Kommunikation ist. Für diesen innerlichen Klärungsprozess entwirft er das Bild, dass wir alle über ein inneres Team verfügen. Jeder kennt Situationen, in denen mehrere Stimmen in uns sind, zum Beispiel eine, die sagt, ich würde gerne auf dem Sofa sitzen bleiben und brauche Ruhe (innerer Schweinehund) und eine andere, die uns zum Sport motivieren will, weil das so gesund ist (Klugscheißer). Dazu gibt es vielleicht einen, der sich gerne bewegt (Sportler). Ein anderes Teammitglied wurde schon am Anfang dieses Buches vorgestellt, der innere Antreiber mit all seinen Facetten. Die Metapher des Teams lässt alle zu Wort kommen und sieht jeden Anteil als grundsätzlich berechtigt an, ja, erkennt an, dass jedes Teammitglied immer nur das Beste will.

Stellen Sie sich eine Fußballmannschaft vor. In einem solchen Team gibt es ganz verschiedenen Persönlichkeiten und Aufgaben, wie Abwehr, Verteidigung, Spielaufbau, Torwart, dazu kommen noch der Trainer und andere vielfältige Unterstützer wie Physiotherapeuten und Fahrer. Genauso vielfältig sind die Mitglieder Ihres inneren Teams, sie sind laut oder leise, dominant oder im Hintergrund, aber alle auf ihre Art wichtig fürs Gelingen. Zwischen den Teammitgliedern geht es nicht immer harmonisch zu, haben sie ihre Wurzeln doch auch in verschiedenen wichtigen Bezugspersonen, Wertesystemen und der Lebenserfahrung des Betroffenen.

Identifiziert man zu einem Thema die relevanten einzelnen Stimmen, so entfaltet sich die Vielfalt des eigenen Innenlebens. Wie wir uns am Ende entscheiden und gegenüber anderen äußern, entsteht durch eine Aushandlung zwischen den Teammitgliedern. Wie im echten Leben braucht ein Team eine gute Leitung, die die verschiedenen Bedürfnisse austariert und am Ende die Entscheidung nach außen vertritt. Ist die Leitung schwach, setzen sich die dominanten Stimmen durch.

> **Beispiel**
>
> Phillip ist abends so erschöpft, dass er nichts mehr tun mag. Nur auf dem Sofa zu sitzen, fühlt sich aber nicht immer gut an. Seine Hobbys vernachlässigt er und das Leben scheint nur noch aus Arbeit zu bestehen. Wir untersuchen die verschiedenen Stimmen zu diesem Zustand. (Abb. 3.2) Dabei kommen Sehnsüchte zum Vorschein, aber wir stoßen auch auf den Pflichtbewussten, der ihn immer wieder antreibt, mehr zu leisten, als ihm guttut. Die unangenehmen Gefühle ordnet Phillip eher unten an, er versucht sie nicht an die Oberfläche kommen zu lassen. Der Chef kann für eine bessere Balance sorgen, findet Phillip nach der Betrachtung und Besprechung, und der Unternehmungslustige müsse definitiv künftig mehr Beachtung finden.

Wenn Sie Lust haben, zeichnen Sie mal Ihr Team in Bezug auf ein Thema auf, die berufliche Situation bietet sich natürlich an, auch andere Themen sind spannend. Wie das geht?

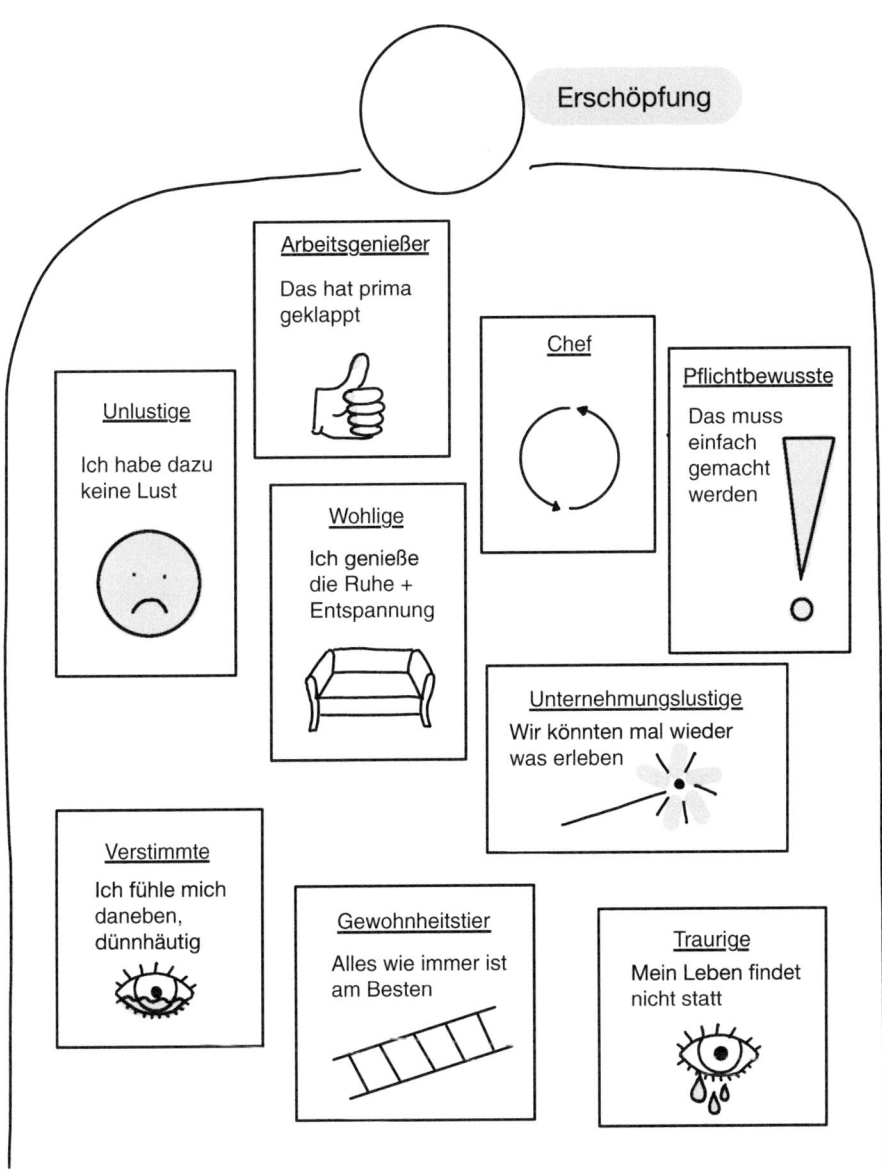

Abb. 3.2 Das innere Team von Phillip

> **Übung zum inneren Team**
>
> - Entscheiden Sie sich für ein konkretes Thema, gerne mit einem Ziel, z. B. wie kann ich meine Bedürfnisse klarer äußern?
> - Beginnen Sie damit, Sätze zu notieren, die wichtig sind.
> - Fassen Sie gegebenenfalls zusammengehörende Sätze zusammen.
> - Benennen Sie die Stimme mit einem treffenden Namen, wie z. B. der Brave, der Warner, die Fleißige, die Rebellin usw.
> - Zeichnen Sie die Stimme mit einem treffenden Symbol in Ihr System. Wie stark ist das Teammitglied und wie dominant oder zurückhaltend? Zeichnen Sie den Anteil dementsprechend weit oben in das innere System.
> - Was ist das Gute an jedem Teammitglied?
> - Treten Sie dann innerlich einen Schritt zurück und fragen sich, ob die Konstellation verbessert werden kann, um Ihr Ziel zu erreichen.
> - Wer hat die Leitung im Team? Ist sie da gut angesiedelt? Gibt es keine Leitung, fügen Sie eine dazu und geben ihr einen guten Platz.
> - Zeichnen Sie gegebenenfalls die Teammitglieder noch einmal in einer neuen, hilfreicheren Konstellation auf.
>
> Dieser Prozess ist alleine möglich, kann in einem Coaching durch Rückfragen von außen oft noch mehr Wirkung entfalten. Auf den Seiten des Integralis Instituts finden Sie als dritte Möglichkeit ein sehr empfehlenswertes Online Tool zum Selbstcoaching mit dem inneren Team von Hannes Meeves (Meeves 2019).

3.2.3 Glaubenssätze ausmisten und überarbeiten

Wichtige Sätze sind Ihnen schon in der Übung zum inneren Team begegnet. Als Glaubenssätze bezeichnet man in der Psychologie Annahmen über sich selbst und die Welt. Allgemeine Regeln, wie die Welt funktioniert, stecken oft in Sprichworten, zum Beispiel: „Ohne Fleiß kein Preis", „Was Hänschen nicht lernt, lernt Hans nimmermehr", „Indianer kennt keinen Schmerz" oder „Reden ist Silber, Schweigen ist Gold".

Persönliche Glaubenssätze sind weniger allgemeingültig und beziehen sich auf den einzelnen Menschen. „Ich muss beweisen, dass ich es schaffe," diente Sabine als wichtiger Leitsatz. Ein typischer Satz, der Männer lange prägt, lautet: „Ich muss immer stark sein und darf nicht weinen". Frauen wurden traditionell geprägt durch Glaubensätze wie: „Ich bin weniger wert als andere".

Oft versteckt sich in Glaubenssätzen eine Bedingung. Beispiele hierfür sind: „Ich werde nur gemocht, wenn ich brav bin". So wie die Sprichworte in einem gesellschaftlichen Kontext entstehen, so entstehen Glaubenssätze in unserer früher Kindheit in dem Umfeld, in dem wir aufwachsen. Einerseits verinnerlichen wir das, was unsere Eltern uns mitgeben an Werten und Orientierung. Andererseits lernen wir aus unseren Erfahrungen. Werden wir bestraft und getadelt, wenn wir zu laut und verrückt sind, lernen wir ruhiger zu sein, denn

Anerkennung ist ein kostbares Gut für jedes Kind. So sind wir als Erwachsene weiter brav und angepasst. Oder, gar nicht so selten, richten sich Kinder genau anders aus. So wie die Mutter möchten wir nie werden, die sich immer duckt und Ja sagt und sich nicht traut, dem Vater zu widersprechen. Dies kann in Glaubenssätzen münden wie „Ich darf mir nichts gefallen lassen". Mitunter erscheint Tadel besser als gar keine Beachtung, und so entsteht vielleicht ein rebellischer Andersmacher mit querulatorischen Zügen, dessen Glaubenssatz vielleicht lautet: „Ich mach mir die Welt, wie sie mir gefällt."

Wenn Sie Lust haben, Ihre eigenen Glaubenssätze zu erforschen, so können Sie die folgenden Fragen beantworten:

- Welche Sätze geben mir Orientierung im Leben?
- Auf welche Annahmen über mich bin ich im Text oben schon gestoßen?
- Was glaube ich von mir und den Regeln im Leben?
- Was ist meine Voraussetzung dafür, geliebt/gemocht/anerkannt zu werden?

Mit diesen Glaubenssätzen verhält es sich wie mit den Mitgliedern im inneren Team, sie sind wertvoll und oft lange Jahre hilfreich gewesen, haben uns Orientierung gegeben und uns beschützt. Schwierig wird es an drei Stellen: erstens, wenn sie uns nicht bewusst sind und uns heimlich boykottieren, zweitens, wenn sie zu einseitig und unflexibel gelebt werden und drittens, wenn sie nicht mehr in die Jetzt-Zeit passen.

Vielleicht fallen Ihnen neue Sätze ein, die Sie heute besser leiten könnten? „Ohne Fleiß kein Preis" könnte ersetzt werden durch „Gras wächst nicht schneller, wenn man an den Halmen zieht". „Was Hänschen nicht lernt, lernt Hans nimmermehr" könnte „Lebenslanges Lernen ist wunderbar" weichen. Statt „Reden ist Silber, Schweigen ist Gold" könnten Sie zum Wahlmotto erheben: „Wer nicht sagt, was er sich wünscht, muss nehmen was er kriegt". „Nur wenn ich brav bin, werde ich geliebt" wird gebannt durch „Gute Mädchen kommen in den Himmel, böse überall hin".

3.3 Neue Wege finden

Eine Bestandsaufnahme dient nicht dazu, starr daran festzuhalten, zu sagen, so bin ich halt, ich kann nicht anders. Als großer Fan von Entwicklung finde ich es wunderbar, mich kontinuierlich neu zu erfinden, festzustellen, wo kann ich weiter werden, mich selbst überraschen, neu erleben. So hat jede Lebensphase eine besondere Prägung und ihre ganz eigenen Herausforderungen. Bereits in den vorhergegangenen Abschnitten habe ich Veränderungen angeregt,

Umstellungen im inneren Team oder das Finden von neuen Glaubenssätzen. Wer sich alternative Sichtweisen und Optionen erschließt, gewinnt Handlungsfreiheit. Mein Vater pflegt zu sagen: Wer keinen Plan B hat, wird erpressbar.

3.3.1 Der Irrsinn von Wiederholungen

Ertappen Sie sich manchmal dabei, das Verhalten anderer Menschen zu kritisieren und zu denken, „Nun macht er oder sie das schon wieder! Das kann doch nicht wahr sein!"? Um beinah überrascht davon zu sein, als geschähe es zum ersten Mal, und nicht nur überrascht, sondern auch genauso empört? Wir alle neigen dazu, Dinge zu wiederholen, immer und immer wieder, und uns zu ärgern, dass es nicht zum gewünschten Ergebnis führt.

> „Die Definition von Wahnsinn ist, immer wieder das Gleiche zu tun und andere Ergebnisse zu erwarten." (Albert Einstein)

Obwohl es so offensichtlich einleuchtend und klar zu sein scheint, so geschieht genau dies jedoch immer und immer wieder. Selbst wenn wir es bemerken, brauchen wir oft viel Zeit, um unser Verhalten zu ändern. Dazu eine Geschichte, die mir mehrfach begegnet ist und mir hilft, immer wieder geduldig mit mir selbst zu bleiben.

> **Autobiographie in fünf Kapiteln nach Portia Nelson (1977)**
> Im ersten Kapitel geht das lyrische Ich eine Straße entlang. Da ist ein tiefes Loch im Gehweg, in das es fällt. Es fühlt sich verloren und ohne Hoffnung. Doch es ist überzeugt, es sei nicht seine Schuld. Es dauert endlos, wieder herauszukommen.
> Im zweiten Kapitel geht es dieselbe Straße entlang. Da ist ein tiefes Loch im Gehweg. Es tut so, als sähe es das Loch nicht und fällt wieder hinein. Es kann nicht glauben, schon wieder darin zu stecken. Doch es ist nicht seine Schuld. Wieder dauert es sehr lange, herauszukommen.
> Drittes Kapitel: Es geht dieselbe Straße entlang. Seine Augen sind offen, sehen das tiefe Loch. Aus Gewohnheit fällt es immer noch hinein. Es weiß sofort, wo es ist. Es ist seine eigene Schuld. Es kommt sofort heraus.
> Im vierten Kapitel geht es erneut dieselbe Straße lang. Da ist ein tiefes Loch. Es geht darum herum.
> Was geschieht im fünften Kapitel? Es geht eine andere Straße!

Neue Wege aus alten Automatismen brauchen Zeit und Übung. Stellen Sie sich vor, es gibt im Gehirn gut ausgebaute Straßen, quasi Autobahnen, auf denen wir mühelos schnell funktionieren können. Neue Ansätze sind wie Trampelpfade, die erst mal ausgebaut und mehrmals begangen werden müssen, damit wir sie leicht wiederfinden und bequem gehen können. Lassen Sie sich nicht entmutigen, wenn Neues nicht auf Anhieb funktioniert!

3.3.2 Die zwei Gesichter von Erwartungen

Einerseits ist es grundlegend wichtig, für seine Rechte zu kämpfen und dafür einzustehen, dass die eigenen Bedürfnisse anerkannt und befriedigt werden. Andererseits macht es gründlich unglücklich, sich eine Welt zu schaffen, in der Enttäuschungen eine ständige Begleitung sind. Weniger Erwartungen an andere und erfüllbare Erwartungen an sich selbst zu haben, macht innerlich frei.

> Je mehr ich erwarte, desto mehr kann ich enttäuscht werden.

Vielen Menschen sind ihre eigenen Erwartungen nicht vollständig bewusst. Wir erwarten intuitiv, dass die Grundannahmen und Einstellungen, die wir hegen, auch bei anderen so vorhanden sind. Im Abschnitt über die inneren Antreiber wurde bereits deutlich, wie wir andere abwerten, wenn ihre Antreiber nicht so übertrieben ausgeprägt sind wie unsere eigenen oder wenn sie andere Hauptkräfte antreiben als uns. Wenn wir morgens fröhlich und gut gelaunt „Guten Morgen" sagen mögen, mag es für einen Morgenmuffel schon eine Zumutung sein, vor 9 Uhr überhaupt angesprochen zu werden. Menschen sind verschieden in ihrem Rede- und Ruhebedürfnis, in ihrem Wunsch nach Nähe oder ungestörter Privatheit. Eigentlich banal, diese Feststellung. Doch wie oft fühlen wir uns abgewiesen oder gekränkt, wenn der Kollege, die Kollegin im gleichen Büro anders tickt? Wie viel freier wären wir, wenn wir dem anderen erlauben könnten, ganz anders zu sein als ich es bin, nichts zu erwarten und damit nicht ständig enttäuscht zu werden?

Unterschiedliche Bedürfnisse nach Frischluft, Wärme bzw. Kälte können Büro-Krisen auslösen. Keine Erwartungen zu haben meint wiederum nicht, das notwendige Aushandeln von Kompromissen oder die kreative Suche nach Lösungen einzustellen. Keine Erwartungen zu haben dient dazu, wenig enttäuscht zu sein und die Bewertung loszulassen, dass der oder die Andere uns damit etwas Böses will. Sind Andere anders als wir, stellt uns dies mit unserem einzigartigen „So-Sein" in Frage. Als richtig gilt oft das, was wir gut finden oder das was weit verbreitet ist. Eng verbunden mit Erwartungen sind daher Bewertungen. Dazu eine weitere Geschichte.

> **Beispiel**
> Eine alte chinesische Geschichte erzählt von einem Bauern in einem armen Dorf. Er galt als reich, denn er besaß ein Pferd, mit dem er pflügte und Lasten beförderte. Eines Tages lief ihm sein Pferd davon. Seine Nachbarn riefen, wie schrecklich das sei, aber der Bauer meinte nur: „Vielleicht." Ein paar Tage später kehrte das Pferd zurück und brachte zwei Wildpferde mit. Die Nachbarn freuten sich alle über sein günstiges Geschick, aber der Bauer antwortete erneut: „Vielleicht." Am nächsten Tag versuchte der Sohn des Bauern, eines der Wildpferde zu reiten. Das Pferd warf ihn ab und er brach sich beide Beine. Die Nachbarn bekundeten ihm alle ihr Mitgefühl für dieses Missgeschick, aber vom Bauer hörten sie wieder nur ein: „Vielleicht." In der nächsten Woche kamen Rekrutierungsoffiziere ins Dorf, um die jungen Männer zur Armee zu holen. Ein Krieg mit dem Nachbarkönigsreich bahnte sich an. Den Sohn des Bauern wollten sie nicht, weil seine Beine gebrochen waren. Als die Nachbarn ihm sagten, was für ein Glück er hat, antwortete der Bauer: „Vielleicht."

Weiter gedacht können wir nicht nur von einzelnen Menschen, sondern auch vom Leben weniger erwarten. Unerfüllte Ansprüche sind ein Kernsymptom von Burn-out. Wie viel Energie kann es freisetzen, wenn wir weniger damit beschäftigt sind, uns zu ärgern und zu sorgen? Von Wolfers (2018) stammt der einprägsame Vergleich: „Negative Gedanken sind wie Spam-Mails. Wir können lernen, sie zu ignorieren". Gut zu wissen: das menschliche Gehirn kann Negatives sehr viel besser wahrnehmen und speichern als positive Erfahrungen. Hanson (2013) benutzt eine anschauliche Metapher dafür: „Für negative Erfahrungen gilt das Klett-Prinzip, sie bleiben haften, während für positive Erfahrungen das Teflon-Prinzip gilt." Warum hat die Natur dies so gestaltet? Unser Gehirn ist nicht in erster Linie dazu da, dass wir denken, wie wir immer meinen, sondern seine Hauptaufgabe besteht darin, Gefahren abzuwenden und uns zu schützen.

Dies legt nahe, dass der Lernprozess zu mehr Orientierung am Positiven eine langwierige Angelegenheit ist, die viel Übung erfordert. Um das Gute in unserem Gehirn mehr aufzunehmen, bedarf es einer bewussten Wahrnehmung und Anreicherung der erfreulichen Erfahrungen. So können wir dank der lebenslangen Formbarkeit des Gehirns positive Gedanken stärken und negative schwächen oder ersetzen, neue Pfade jenseits der Autobahnen anlegen und pflegen.

Bisher ging es zunächst darum, wie wir uns mit Bewertungen und Erwartungen an anderen unglücklich machen können. Andersherum stellen sich in Bezug auf uns selbst spannende Fragen. Wie sehr versuche ich, es anderen ständig recht zu machen und deren Erwartungen zu entsprechen oder sie gar zu übertreffen? Wie hoch ist mein Anspruch, immer alles richtig zu machen?

Orientiere ich mich am Mangel oder an der Fülle, sehe ich ein zu 50 Prozent gefülltes Glas als halb voll oder halb leer an? Wie perfekt muss ich sein, darf ich aus Fehlern lernen, Macken und schlechte Tage haben?

Da enttäuschte Erwartung ein Kernfaktor in der Entwicklung von Burnout und im Unglücklichsein im Allgemeinen ist, empfehle ich, einen ausgewogenen Umgang zu suchen, ein gutes Maß zwischen ständigem Aufregen und einer „Ist mir doch scheißegal"-Haltung mit innerer Kündigung.

> Beziehen wir ein, was möglich und was wirklich wichtig ist, so kommen wir zu realistischen Erwartungen.

Wenn ich in einem angespannten Immobilienmarkt eine neue Wohnung suche, sollten bestimmte Merkmale auf jeden Fall erfüllt werden. Ich kenne die Obergrenze an Miete, die ich aufbringen kann, ich weiß, wie viele Zimmer ich mindestens benötigte. Es wird einige Dinge geben, die mir sehr wichtig sind (z. B. Helligkeit, ruhige Lage) und andere, auf die ich notfalls verzichten kann (z. B. Badewanne). Übertragen wir dies doch mal auf andere Bereiche. Auf einer Skala von 0–100, wie viel Prozent Überstimmung braucht es, um mit einer Wohnung, einer Ehe, einer Freundschaft oder einem Job zufrieden zu sein? Was sind Voraussetzungen, die nicht verhandelbar sind, was ist ein schönes Plus, ohne das es aber auch geht? Welche Werte und Prioritäten hat die Zeit der Coronapandemie Ihnen bewusst gemacht?

Kitz (2017) beschreibt in seinem Buch „Feierabend. Warum man für seinen Job nicht brennen muss" überzogene Erwartungen an die Arbeit. Er schreibt über schädliche Mythen zur Arbeit, die genährt werden durch ihre Verwendung in Stellenanzeigen bei der Rekrutierung von neuen Mitarbeitern. Seine These lautet: „Nicht die Arbeit macht die Menschen unglücklich, sondern die Lügen, die wir uns darüber erzählen." Arbeitsplätze versprechen Dinge, die sie nicht einlösen können. Im Alltag sind gute Abläufe wichtiger als ständige Leidenschaft, ein Gelingen braucht langweilige Routine statt ständiger Herausforderungen. Gestaltungsspielraum heißt nicht, dass jeder alles selbst entscheiden kann. Bürokratie ist ein Teil der Arbeit und nicht deren Feind, so Kitz. Sinn entstünde nicht nur da, wo wir täglich Leben retten, sondern genauso dort, wo wir Brötchen backen oder Computerspiele programmieren. Selbstverwirklichung sei ein (zu) hohes Ziel. Am Arbeitsplatz nur auf nette Menschen treffen zu wollen, sei unrealistisch und weltfremd.

Nach diesem Dämpfer schlage ich trotzdem vor: Schreiben Sie auf eine Liste, was Sie alles gerne hätten im Bereich der Erwerbsarbeit. Dann setzen Sie Prioritäten.

- Was stufe ich als unverzichtbar ein, was wäre schön, was muss nicht unbedingt sein?
- Ist mir viel Geld wichtiger als ein freundlicher Umgang miteinander? Wägen Sie weiter ab: Wie viel mehr Geld brauche es, um eine schlechte Stimmung aufzuwiegen?
- Wie viel Klarheit und Struktur brauche ich, wo bin ich empfindlich bei Einmischung von außen?
- Wie viele Punkte meiner Liste werden im aktuellen Arbeitsverhältnis erfüllt?

Wenn Sie nun verwirrt sind und finden, es scheint sich alles zu widersprechen, erst soll ich gar nichts mehr erwarten und dann die Liste meiner Erwartungen abhaken: Ja, Sie haben Recht. Das Leben erweist sich als kompliziert und vielschichtig, und manchmal widersprüchlich. Flexibel zwischen Polaritäten surfen zu können, je nachdem was grade besser passt, hart oder weich sein zu können, sich für eine Sache einzusetzen oder Ärger durch mich durchgehen zu lassen, schnell oder langsam zu sein, alles das zu dürfen und zu können, und noch viel mehr; das verstehe ich unter höherer Lebenskunst, das macht eine gereifte Persönlichkeit aus.

3.3.3 Stärkung von positiven Gedanken

Wie oben ausgeführt bedarf es für die Stärkung positiver Gedanken Ausdauer. Üben übt, doch es lohnt sich! Es folgen mehrere bewährte praktische Übungen zur eigenen Neuprogrammierung.

1. Erinnerung am Handgelenk
Befestigung Sie ein elastisches Band am Handgelenk. Immer, wenn Sie sich dabei ertappen, sich Sorgen zu machen oder unnötig zu ärgern, halten Sie kurz inne, entfernen das Band und befestigen es am anderen Handgelenk.

2. Zehn Freudemomente
Schreiben Sie jeden Abend zehn Dinge auf, die Ihnen am Tag Freude geschenkt haben. Das kann das Lächeln der Bäckereiverkäuferin sein, eine kleine Blume oder ein Kompliment, das Sie selbst verschenkt haben. Zehn Freudemomente sind so viel, dass Sie anfangen werden, schon während des Tages nach positiven Erfahrungen Ausschau zu halten.

3. Positive Umdeutung: Alles ist gut
Etwas herausfordernder ist es zu allem, was Ihnen begegnet, „Gut" zu sagen, egal, wie wenig offensichtlich das Gute darin sein mag.

Sie sind im Auto unterwegs und geraten in einen Stau, der kein Ende zu nehmen scheint. Sie werden zu spät zu einem wichtigen Termin kommen. Vermutlich werden Sie sich gestresst und unruhig fühlen. Vielleicht denken Sie auch so etwas wie: Verdammt, ich werde zu spät kommen. Diesen Stress kann ich gar nicht gebrauchen. Der andere wird warten und sauer sein. Ich habe überhaupt keine Zeit zu so einem Scheiß. Mein ganzer Tag ist ruiniert. Das Leben kotzt mich an, warum passiert immer mir so was?

Wie kann eine andere Sicht auf das Gleiche aussehen? Oh, es geht nicht so, wie ich es mir gewünscht habe. Gut. Ich werde Bescheid sagen. Ich werde eine kleine Pause machen. Mein Autosessel ist bequem, die Klimaanlage funktioniert und ich kann Musik hören, es ist fast wie zuhause auf dem Sofa. Oder ich genieße die Stille. Mir wurde eine kleine Pause geschenkt. Die Zeit nutze ich, um durchzuatmen und zu reflektieren, wie beschäftigt ich mich fühle. Ich werde damit herausgefordert, zu sein, was das Leben mir schenkt und nicht damit, was mein Verstand für richtig hält. Ich bleibe bei den Fakten und rege mich nicht auf. Das fühlt sich gut an.

Sagen Sie einen Tag lang „gut" zu allem, was geschieht, besonders wenn es schlecht zu sein scheint. Fragen Sie sich: Wozu verschafft mir das die Gelegenheit? Und sagen Sie natürlich „Gut" zu allem Guten, das geschieht. Und wenn Ihre Laune sich so weit bessert, dass Sie diese positive Neubewertung am nächsten Tag weiterführen möchten, bitte sehr!

Literatur

Hanson, R. (2013). *Denken wie ein Buddha: Gelassenheit und innere Stärke durch Achtsamkeit – Wie wir unser Gehirn positiv verändern.* München: Irisina.
Heinemann, H. (2019). *Warum Burnout nicht vom Job kommt. Die wahren Ursachen der Volkskrankheit Nr. 1.* Harper Collins. Asslar: adeo Verlag.
Kitz, V. (2017). *Feierabend! Warum man für seinen Job nicht brennen muss.* Frankfurt: Fischer.
Meeves Institut, Selbst-Coaching mit dem inneren Team (2019). https://www.integralis-akademie.de/integralis-online-coaching. Zugegriffen am 18.09.2019, kostenlos.
Nelson, P. (1977). *There's a hole in my sidewalk: The romance of self-discovery.* Atria Books/Beyond Words. Oregon: Hillsboro.
Schulz von Thun, F. (2013). *Miteinander reden, Band 3: Das „Innere Team" und situationsgerechte Kommunikation,* Reinbek: Rowohlt.
Wolfers, M. (2018). *Trau dich, es ist dein Leben. Die Kunst, mutig zu sein.* Bene! München: Droemer Knaur.

4

Konflikte lieben lernen

> Ein zentrales Thema in diesem Kapitel ist die Selbstermächtigung und das Herausfinden aus einer ungesunden Opferrolle. Kränkung ist für unsere Gesundheit noch schädlicher als einfach nur viel Arbeit. Schon Kinder lernen, ein Pflaster auf ihre kleine Schnittwunde zu kleben. Doch wie gut sind wir darin, seelische Wunden beim Heilen zu unterstützen? Seelische Verletzungen sind im Leben unvermeidlich, im Arbeitsleben bei unguten Strukturen häufig und beim Mobbing nehmen sie ein katastrophales Ausmaß an. Wissen um die Strukturen und Hintergründe von Mobbing erleichtert, einen guten Ausweg zu finden. Wann hilft bei Konflikten und Unfrieden nur noch die Exit-Strategie? Wer mit den guten Seiten von Macht und Aggression befreundet ist, wird Konflikte weniger fürchten und besser bewältigen. Inhaltliches und persönliches zu trennen, erleichtert gute Lösungen.

4.1 Was tun, wenn Sie sich schlecht behandelt fühlen?

Viel Arbeit belastet unzweifelhaft. Wirklich aus der Bahn werfen die meisten Menschen allerdings erst Probleme im zwischenmenschlichen Bereich. Mangelnde Anerkennung oder gar Herabsetzung werden viel belastender erlebt als nur ein Zuviel, wir alle sind sehr empfindsam gegenüber sozialer Abwertung. Da reicht in einer angespannten Situation mitunter eine Kleinigkeit, um das Fass zum Überlaufen zu bringen.

Eine relevante Kränkung löst im Gehirn den Fahrstuhl in die alten Hirnabschnitte aus. (vgl. Abschn. 2.2.1, neurobiologische Regression) Wir verlieren also für eine Zeitlang die Fähigkeit, mit dem Großhirn denken zu können und ältere Hirnabschnitte übernehmen, mit den bekannten Reaktionsmöglichkeiten: Erstarrung, Flucht oder Kampf. Eine vernünftige Verarbeitung ist zunächst nicht möglich, die Gedanken sind eingeengt auf das, was uns so zugesetzt hat, wir versuchen, die unangenehmen Gefühle zu unterdrücken.

Unger und Kleinschmidt (2014) schlagen folgende sechs Schritte für die Bewältigung einer schweren Kränkung vor:

1. Sich selbst eingestehen, wie verletzt man ist und an einem sicheren Ort allein die Gefühle zulassen, vielleicht auch aussprechen.
2. Ablenkung durch eine heilsame Alltagsaktivität wie Spazierengehen, essen, schlafen.
3. Mit einer freundlich gesinnten Person über die Kränkung sprechen.
4. Etwas machen, was einem gut tut, was positive Gefühle ermöglicht.
5. Innerlichen Abstand finden, den Blickwinkel verändern. Zu denken „Ich bin gekränkt" bedeutet ein Verharren, zu denken „Ich habe eine Kränkung erlebt." schafft Abstand.
6. Erst, wenn Sie sich wieder emotional stabil fühlen, können Sie beginnen, Lösungen zu suchen und, wo nötig, Entscheidungen treffen.

Wer in der Kränkung verharrt, läuft wie mit einer offenen Wunde rum, und jedes Mal, wenn er daran rührt, verstärkt er den Schmerz, als würde er einen Finger in die Wunde legen.

Ungerechtigkeiten und Unheil, die einem Menschen zugefügt wurden, bleiben unrecht. Um die eigene Wundheilung zu unterstützen, hilft es immens, ein Stück weit zu vergeben und zu vergessen, nicht für den anderen, sondern für sich selbst und die eigene Gesundung.

Zwei Grundannahmen sind dazu hilfreich. Erstens: Fehler sind menschlich und passieren, gerade wenn die Belastung hoch ist. Dies gestehe ich mir selbst und anderen Menschen zu. Zweitens: Menschen sind nicht grundsätzlich böse, sondern können aus Hilflosigkeit oder unter Druck etwas Falsches tun.

Das berühmte dicke Fell kann helfen, nicht jede Kränkung ungeschützt in sich eindringen zu lassen, sondern auch mal was an sich abperlen zu lassen. So ein Fell ist nicht immer nützlich und auch nicht jedem gegeben, lässt sich aber durch üben ein Stück weit erwerben.

> **Dickes Fell**
>
> Stellen Sie sich selbst mal in einer dicken und wetterfesten Jacke vor, die Sie so gut schützt, dass Sturm und Regen Ihnen nichts anhaben können. Entwerfen Sie sich das möglichst mit allen Sinnen, wie hört der Regen sich an, wie kalt ist es draußen? Malen Sie vor Ihrem inneren Auge aus, wie Sie selbst sich aber warm, trocken und gemütlich fühlen. Welche Farbe hat Ihre Jacke? Aus welchem Material besteht sie? Oder ist es ein unsichtbarer Zauberumhang? Wiederholen Sie diese Übung mehrmals in einer entspannten Situation, um gewappnet zu sein für den nächsten Angriff. Und wenn dann die Chefin das nächste Mal loswettert, so stellen Sie sich vor, Sie hätten diese Jacke an. Innerlich gut geschützt könnten Sie versuchen zu denken: „Oh je, was hat die denn so aus der Fassung gebracht, dass sie sich so benehmen muss?"

Wer in seinem Leben traumatisiert wurde, reagiert verständlicherweise eher dünnhäutig. Hier können Zurückweisungen und Abwertungen alte Traumata reaktivieren, sodass die persönliche Reaktion deutlich stärker ausfällt und länger anhält. Es hilft schon ein wenig, das zu wissen und zu erkennen. Folgender Satz kann diesen Prozess unterstützen: Ich fühle Schmerz, und weiß, ein Teil davon ist frisch und der größere Teil ganz alt.

Das Thema Kränkung führt dann unweigerlich zum großen dritten Problembereich nach Stress und Burn-out, dem Mobbing.

4.2 Gegenwehr bei Mobbing

Kränkungen und Mobbing gehören eng zusammen. Mobbing verursacht einen großen Schaden, denn es handelt sich typischerweise um sich wiederholte, oft langanhaltende, absichtliche Beschädigungen, die von einem Anderen oder einer Gruppe gegen einen Einzelnen ausgehen.

> **Typische Handlungen des Mobbens sind:**
>
> - Demütigungen Beschimpfungen, Beleidigungen
> - Lügen und Gerüchte verbreiten, beim Vorgesetzten anschwärzen
> - lächerlich machen, über jemanden lachen
> - ständige, unangemessene Kritik an der Arbeit

- soziale Isolation, Ausgrenzung durch z. B. nicht grüßen, aus dem Weg gehen, Vorenthalten von Informationen
- Behinderung der Arbeit, Vernichtung von Unterlagen, Dateien oder Arbeitsmaterial
- Zuweisung sinnloser, unbeliebter oder besonders schwieriger Aufgaben
- Androhung von Gewalt bis hin zur tatsächlichen Anwendung von körperlicher Gewalt

Mobbing kann jeden treffen. Nicht selten trifft es Mütter, die nach der Elternzeit zurückkehren.

Beispiel

Valentina, 32 Jahre, hatte immer gerne in der Werbeagentur als Texterin gearbeitet. Dies änderte sich, als sie nach der Elternzeit in Teilzeit zurückkehrte und plötzlich nicht mehr ständig für Überstunden verfügbar war. Ihre Tochter musste von der Kita abgeholt werden und das Muttersein hatte ihre Prioritäten verschoben. Die Kolleginnen nahmen ihr dies übel und begannen, sie vom gemeinsamen Mittagessen auszuschließen. Spannende Projekte landeten auf anderen Schreibtischen, ihre Arbeitsergebnisse wurden plötzlich nicht mehr für gut befunden, sie wurde mit Hilfsarbeiten beauftragt. Sie kam immer häufiger in die Sprechstunde, litt unter Schlafstörungen und depressiver Verstimmung. Irgendwann fand sie in ihrer Schreibtischschublade eine Visitenkarte vom Arbeitsamt. Lange kämpfte sie gegen die Ungerechtigkeiten. Erst, als sie sich tatsächlich einen neuen Job suchte, blühte sie wieder auf.

Bezüglich der Ursachen von Mobbing existieren verschiedene Annahmen. Manche Forscher befassen sich mit Persönlichkeitsmerkmalen von Betroffenen und Aggressoren. Eine verbreitete Auffassung ist, dass die Opfer eher ängstlich, unterwürfig und konfliktscheu sind und die Täter ihren eigenen schwachen Selbstwert kompensieren und die Macht genießen, die ihnen das Mobben verschafft. Große Vorsicht! Es gibt Hinweise, dass jeder Mensch das Potential zu beiden Rollen im Mobbing hat. Ehemalig selbst Betroffene können sogar in einem anderen Kontext selbst zum Aggressor werden.

Mobbing scheint in sehr komplexen Prozessen zu entstehen. Studien zeigen den Einfluss von Arbeitsbedingungen.

Mobbing fördernd sind:

- schlechte Arbeitsorganisation mit unklaren Zuständigkeiten/widersprüchlichen Anweisungen

- Monotonie und mangelnder Handlungsspielraum
- hoher Stress
- allgemeine Mängel in der Kommunikations- und Informationsstruktur
- ungerechte Arbeitsverteilung
- Konkurrenz unter den Mitarbeitern
- Über- und Unterforderung
- Rezession und drohender Verlust von Arbeitsplätzen
- hohes Ausmaß an Strukturwandel

Die negativen Folgen von Mobbing auf die Befindlichkeit und die Gesundheit sind wenig überraschend und sehr schwerwiegend. Es treten Symptome auf, die zur Depression gehören wie Niedergeschlagenheit, Antriebsarmut, Selbstzweifel und Konzentrationsschwäche, auch Ängste und vermehrte Nervosität. Verschiedene körperliche Symptome sind die Regel. Mobbing gilt als Trauma und kann bei langjährigem Verlauf Persönlichkeitsstörungen bewirken.

Empfohlen wird eine sehr frühzeitige Gegenwehr dem Peiniger direkt gegenüber. Doch oft sind die ersten Hinweise nur subtil. Schließen sich mehrere Personen gegen einen Menschen zusammen, entsteht ein Ungleichgewicht der Kräfte, das die Verteidigung erschwert. Sich als Betroffener Hilfe zu holen, ist deshalb ungemein wichtig. Unterstützung gibt es auf verschiedenen Ebenen: neben Vorgesetzten, Familie, gutgesonnen Kollegen und dem Personalrat bestehen an vielen Orten spezialisierte Beratungsstellen. Das Dokumentieren der Demütigungen mit Hilfe eines Mobbingtagebuchs schafft eine Grundlage für Beschwerden. Obwohl Unternehmen erhebliche finanzielle Schäden durch Mobbing erleiden, ist die Führungskultur oft nicht darauf eingestellt, Aggressoren gezielt und effektiv entgegenzutreten. Theoretisch muss der Arbeitgeber seiner Fürsorgepflicht nachkommen und den Arbeitnehmer vor persönlichen Angriffen schützen.

Firmen, in denen Arbeitsbedingungen herrschen, die Mobbing begünstigen, sind in der Regel nicht in der Lage, Angestellte vor Mobbing zu schützen.

Zu bemängeln ist nicht nur unzureichender Schutz. In Einzelfällen setzen Unternehmen sogar Mobbing strategisch ein, um Mitarbeiter zur Kündigung zu bewegen. Geht der Psychoterror vom Chef aus, so spricht man von Bossing. Oft verhilft am Ende nur die Kündigung aus der Qual und somit aus dem Opfersein heraus.

Vielleicht fragen Sie sich nach diesem Abschnitt, wie es sein kann, dass die Überschrift dieses vierten Buchabschnittes „Konflikte lieben lernen" heißt.

Nun, es geht gewiss nicht darum, Mobbing zu lieben. Alles zu tun, um nicht zu sehr in einer Opferrolle zu verharren, das ist allerdings eine Kompetenz, die zur beruflichen Zufriedenheit und Gesundheit einen starken Beitrag leisten kann. Wie kann man seine Selbstwirksamkeit stärken?

4.3 Opfer, Täter oder Retter?

Vorab: Rede ich hier von Täter und Opfer, so meine ich hier NICHT den Kontext von Verbrechen, Traumatisierungen und Gewalttaten oder Mobbing. Unrecht ist Unrecht und darf nicht verharmlost werden. Mir geht es um folgendes: Die drei Grundpositionen Opfer, Täter und Retter ermöglichen eine Unterscheidung von verschiedenen Energien, die jeweils Vor- und Nachteile haben (Tab. 4.1). Fordert man Menschen in der Gruppenarbeit auf, sich auf die Position zu stellen, die ihnen am meisten entspricht, so wird der Täterplatz in aller Regel nur von einzelnen Personen gewählt, die anderen Plätze sind sehr viel beliebter.

Bewusst überspitzt, aber im Kern wahr: Menschen in beruflichen Krisenzeiten fühlen sich oft als Opfer, erleben sich hilflos und fremdbestimmt, die

Tab. 4.1 Gegenüberstellung der Opfer-, Retter- und Täterposition

	Kernüberzeugung	Vorteile	Nachteile
Opfer	Ich kann selbst wenig tun, bin anderen aufgeliefert. Ich erlebe Verletzungen und Schmerz. Ich darf nicht viel für mich wollen und fordern	Ich kann wenig falsch machen, trage wenig Verantwortung, muss mich um vieles nicht kümmern, denn die Macht haben ja die Anderen	Ich leide. Ich kann meine Interessen nicht durchsetzen, resigniere innerlich
Retter	Ich lebe dafür, anderen zu helfen. Ich bin stark genug, andere zu unterstützen, die kommen ohne mich nicht gut zurecht	Es macht mich beliebt, zu helfen. Ich tue etwas Gutes und kann stolz darauf sein	Ich neige zu Überforderung und zum Ausbrennen. Ich kümmere mich um mich selbst zuletzt und komme meist zu kurz
Täter	Ich übernehme Verantwortung für mein Leben und die Welt, in der ich lebe. Manchmal beeinflusst das andere und ich trete jemandem auf die Füße, das ist der Preis dafür	Ich gestalte aktiv meine Umgebung und die Welt und vertrete meine Interessen. Ich sorge für mich	Ich werde als egoistisch angesehen und bin unbeliebt. Ich trage sehr viel Verantwortung. Ich mache Fehler, denn nicht alles, was ich tue, ist erfolgreich

anderen Menschen in ihrem Umfeld sehen sie hingegen als Täter, die ihnen Böses wollen und tun. Die nachfolgende Übersicht zeigt Kernüberzeugungen, die Vorteile, in der jeweiligen Position zu sein, und auch damit verbundene Nachteile.

In verschiedenen Lebensbereichen und zu verschiedenen Zeiten befinden wir uns in verschiedenen Positionen. Möglicherweise sind wir im familiären Kontext, besonders als Frau, mehr in der Retter-Position, im Beruf in der Opferrolle zuhause, als Trainerin im Sportverein in der Täterrolle.

Für Menschen, die sehr mit einer Position verbunden sind, kann es sehr spannend sein, einmal eine andere Position zu probieren, um den Handlungsspielraum zu erweitern. Wer sich auf der Täterposition wohl fühlt, weil ihm Autonomie ein zentrales Anliegen ist, kann auf der Opferposition spüren, wie entlastend es ist, nicht für alles Verantwortung zu übernehmen. Der Retter kann als Täter spüren, dass seine eigenen Interessen es genauso wert sind, vertreten zu werden.

Schauen wir auf die guten Seiten von Macht und Aggression. Es gibt in jedem Leben und in jeder Gesellschaft, mal mehr und mal weniger, Übergriffe, Gewalt gegen Schwächere, Brutalität. Dies sind Schattenseiten von falsch verstandenem Tätersein. Gesunde und gut gesteuerte Aggression ist positiv. „Aggredere" heißt im Lateinischen vorangehen, auf etwas zugehen, und die Fähigkeit dazu bildet eine Grundkraft im Leben. Bittere Verletzungen aus übermäßiger, nicht gesteuerter Aggression verursachen Angst vor dieser eigentlich positiven Lebensenergie. Genauso negativ besetzt ist der Begriff Macht, der mit Machtmissbrauch verwechselt wird, statt die positive Kraft der Durchsetzung von Interessen darin zu sehen, die eine respektvolle Abwägung der Interessen anderer mitberücksichtigt. Lehne ich es ab, selbst die Macht zu nehmen, so überlasse ich sie automatisch anderen Menschen, oder den Umständen, der Gesellschaft, Gott, der Natur, und verliere die Kontrolle über mein Leben, werde zum Opfer.

> „Wer anderen die Schuld gibt, gibt ihnen die Macht." (Wayne Dyer)

4.4 Konflikte gut bewältigen

Wer das Gute in Aggression und Macht sieht, kann Freude an Konflikten haben. Ohne Reibung keine Wärme, ohne Konflikte keine Weiterentwicklung, keine Selbstbestimmtheit. Generell ist ein Konflikt genauso positiv wie akuter Stress – verstehen wir ihn als Wachstumsreiz. Tauschen wir Argumente aus, ringen wir um den besten Weg, suchen eine Lösung, die alle mittragen können. Ein „Nein" des Anderen hinterfragt uns, wir müssen unsere Position überprüfen und Argumente dafür suchen. Lernen aus Fehlern, aus Sackgassen, wenn möglich ohne Gesichtsverlust, all dies fördert Wachstum. Was für eine Illusion und Anmaßung, zu denken, die beste Lösung von komplexen Problemen ließe sich ohne das Einbringen verschiedener Perspektiven und das Abwägen erzielen.

Doch was macht aus einem gesunden Konflikt einen Streit? Problematisch wird es erst, wenn es nicht mehr um die Sache geht, sondern wir uns als Person in Frage gestellt fühlen. Wenn wir Zustimmung zu Inhalten mit Zustimmung zu uns als Mensch verknüpfen, wenn es um siegen und verlieren geht, und nicht darum, einen guten Weg oder Kompromiss zu finden. Wenn wir meinen, unsere Wahrheit sei die einzig wahre. Wenn es um Macht geht, und nicht mehr um die Sache. Und mitunter bestimmt die Vorgesetzte, die die Macht und mehr Verantwortung trägt, wo es lang geht, entgegen unserer Idee vom besten Weg. Das ist ihre Aufgabe.

> „Zwischen Reiz und Reaktion gibt es einen Raum. In diesem Raum haben wir die Freiheit und die Macht, unsere Reaktion zu wählen. In unserer Reaktion liegen unser Wachstum und unsere Freiheit." (Viktor E. Frankl)

Welchen Schuh ziehe ich mir an?

Sich nicht jeden Schuh anziehen, der in der Gegend herumsteht, das ist meine Kurzformel für die Idee, dass ich nicht alles persönlich nehmen muss. Ich kann wählen, ob ich mich angegriffen fühle und wie und ob ich auf etwas reagieren möchte.

Bei anhaltenden Unstimmigkeiten geschieht es manchmal, dass man den Konfliktpartner nur noch negativ wahrnimmt und ablehnt. Entsteht eine innere Haltung wie zum Beispiel: „Mein Chef ist ein dummes, selbstgerechtes Arschloch", so behindert dies sachliche Auseinandersetzung. Zum einen ist es ungerecht, Ihr Chef hat sicher Qualitäten und gute Seiten, genauso wie Schwächen.

Der Mensch hat empfindliche Antennen für Ablehnung.

Werden wir von einem anderen Menschen abgelehnt oder sogar verachtet, so spüren wir diese Ablehnung auch dann, wenn der Andere ganz freundlich tut. Für eine Konfliktlösung ist dies keine gute Basis! Es lohnt sich, am Gegner etwas zu finden, das wir respektieren oder mögen können, womit wir uns verbinden können. Und sei es, ihn als Wachstumsreiz zu betrachten, frei nach dem Sprichwort: Kein Mensch war ohne Grund in deinem Leben, der eine war ein Geschenk, der andere eine Lektion. Letztere werden auch „Arschengel" genannt. Es lohnt sich sehr, zu fragen, wie der andere genau unseren wunden Punkt trifft und wo wir verletzbar sind. Es lohnt sich weiter, zu erforschen, was ich beim anderen genau ablehne und ob ich nicht genau davon selbst eine Portion mehr vertragen könnte. Ob ich genau diese Eigenschaft bei mir unterdrücke und sie mir nicht erlaube. Ist Ihre Chefin arrogant, so könnten Sie vielleicht etwas weniger bescheiden sein? Weiß der Kollege alles besser, so trauen Sie sich vielleicht mal, auch etwas zu sagen, selbst wenn Sie nicht hundertprozentig sicher sind? Fehlt es der Gegnerin an Wertschätzung, so fragen Sie sich mal, wie wertschätzend Sie sich selbst und anderen gegenüber sind.

Damit wir uns nicht falsch verstehen: Sie sollen sich nicht alles gefallen lassen! Einen missachtenden Umgangston, einen unangemessenen Tonfall, herabsetzende Beleidigungen sollten Sie sich konsequent verbitten.

4.4.1 Umgang mit Cholerikern und Wut

Jähzornige Menschen fordern uns besonders heraus. Choleriker zeichnen sich durch eine geringe Selbstkontrolle, geringe Frustrationstoleranz, eine verzerrte Selbstwahrnehmung und Dominanzstreben aus – eigentlich bemitleidenswert, wäre der Kontakt mit ihnen nicht so unangenehm. Wie verhält man sich im Umgang mit diesen leider gar nicht so selten vorkommenden Männern und Frauen?

Zunächst zur eigenen inneren Haltung: Bei jähzornigen Ausbrüchen den anderen als trotziges Kind, Brülllöwen oder aufgekratzten Hahn zu sehen, wirkt entlastend. Der vermeintlich Stärkere ist in Wirklichkeit der Schwache, je wilder er sich aufführt, desto mehr blamiert er sich. Diese Sichtweise befreit sein Opfer aus der Ohnmacht, dem Gefühl ausgeliefert zu sein. Nehmen Sie wahr, ob der jähzornig Tobende es schafft, in Ihnen Angst auszulösen. Machen Sie sich dann innerlich gewahr, dass Sie sicher sind. Stellen Sie sich vor, Sie spannen einen Regenschirm auf, der Sie vor dem Gewitterplatzregen schützt. Entscheiden Sie sich, Vorwürfe und Angriffe abprallen zu lassen wie Hagel, der schnell schmilzt.

Im Äußeren empfiehlt es sich aufrecht und ruhig zu bleiben. Ein guter Stand, das Aufrechterhalten von Blickkontakt und ein klares, langsames Sprechen signalisieren dem anderen, dass Sie Stand halten. Verzichten Sie auf Zurückbrüllen, grinsen und andere Provokationen. Rechtfertigen Sie sich nicht! Da der Choleriker meist sowieso taub vor Wut ist, ist Schweigen nicht die schlechteste Option. Eine Klärung auf der Sachebene ist in der Regel erst möglich, wenn der andere sich wieder beruhigen konnte. Wenn Sie das Bedürfnis haben, die Situation zu beenden, dann versuchen Sie, nicht türenknallend zu fliehen, sondern sich geordnet zurückzuziehen. Spiegeln Sie dem anderen seinen Zustand, zum Beispiel so: „So möchte ich das Gespräch nicht fortsetzen, kommen Sie gerne auf mich zu, wenn Sie sich beruhigt haben". Verlassen Sie dann aufrecht den Raum.

Sprechen Sie später, in einer ruhigen Minute, das Verhaltensmuster an und machen Sie klar, dass Sie nicht bereit sind, sich so behandeln zu lassen. Ziehen Sie gegebenenfalls den Betriebsrat oder die nächste höhere Ebene hinzu. Erwägen Sie Wege, um den Kontakt mit Personen, die trotz dieser Gegenmaßnahmen ständig und dauerhaft cholerische Anfälle haben, zu beenden.

Doch nicht nur Vorgesetzte sind Choleriker. Wie gehen Sie mit Ihrer eigenen Wut um?

Unterdrücke ich permanent meine eigenen Aggressionen, erlaube ich mir nicht, auch mal Wut zu spüren oder ihr einen Ausdruck zu geben, so kann dies zwei negative Folgen haben.

Zum einen neigt Wut dazu, wie ein Vulkan zu explodieren, wenn genug Druck aufgebaut ist. Da reicht dann der sprichwörtliche Tropfen, um das Fass zum Überlaufen zu bringen. Meine Umwelt, mein Gegenüber kann dann die Stärke der Reaktion oft gar nicht nachvollziehen. Ich selbst werde in so einer Situation emotional instabil und befinde mich in großer Gefahr, unangemessen zu reagieren und mich selbst zu demontieren und lächerlich zu machen. Wie der cholerische Chef. Besser ist es, freundlich sagen zu können, das ärgert mich, das möchte ich so nicht. Auch Kritik am Anderen und klare Abgrenzung gelingen viel souveräner, solange ich ruhig bleiben kann. Dafür darf sich dann aber nicht zu viel angestaut haben!

Das zweite Problem bei unterdrückter Aggression sind körperliche Schäden und Schmerzen durch chronisch verspannte Muskeln. Eine ungute Steuerung von Stoffwechsel- und Verdauungsprozessen kann darüber hinaus zu Bauchschmerzen, Durchfall, Verstopfung und einem erhöhten Herzinfarktrisiko führen.

Wenn Sie viel Wut und Ärger angestaut haben, schaffen Sie sich einen sicheren Ort, sie wahrzunehmen und auszudrücken. Gehen Sie in den Wald zum Schimpfen und Schreien, schlagen Sie auf Sofakissen ein oder schreiben Sie einen Wutbrief zum anschließenden Verbrennen. Sie werden sich danach leichter fühlen, versprochen!

Und versuchen Sie zu vermeiden, dass sich zu viel anstaut, reagieren Sie zeitnah, klar und freundlich. Legen Sie sich vorher Sätze zurecht für kritische Situationen, wie zum Beispiel: „Das gefällt mir so nicht", „Das sehe ich anders" oder „Ist das Ihr Ernst?"

4.4.2 Die Konfliktrutschbahn

Manchmal gelingt es nicht, Konflikte konstruktiv zu lösen. Dazu können ein Machtgefälle zwischen den Konfliktpartnern, schlechte Kommunikationsfähigkeiten, persönliches Gekränktsein und vieles mehr beitragen.

Ungelöste Konflikte entwickeln sich gerne vom kleinen Wind zum Orkan. Der Konfliktforscher Glasl nennt dies Konfliktrutschbahn, denn wie auf einer Rutsche gibt es ab einem bestimmten Punkt kein Halten mehr. Über mehrere Stufen werden immer mehr Menschen einbezogen, am Ende weiß das ganze Umfeld Bescheid und wird aufgefordert, Position zu beziehen. Die direkte Kommunikation zwischen den Konfliktpartnern nimmt rapide ab, es entsteht ein Feindbild und die Angriffe werden persönlich. Schwere, langanhaltende Konflikte deformieren die Persönlichkeit aller Beteiligten, es kommt zu schlechtem Benehmen und eigene moralische Werte wie Aufrichtigkeit, Freundlichkeit oder Verbindlichkeit werden verletzt. Am Ende geht es gar nicht mehr um die Sache, sondern nur um die Zerstörung des Feindes. Und wenn es die eigene Vernichtung bedeutet.

Konflikte sind nur in den ersten Phasen mit Eigenmitteln lösbar. Bläst der Sturm stärker, braucht es eine Einschaltung neutraler Dritter, eine Mediation zum Beispiel. Bei Orkanböen hilft in der Regel nur die Trennung der Konfliktpartner. Das zu verstehen, ist wichtig, um nicht in hoffnungslosen Kämpfen aufgerieben zu werden.

4.4.3 Unterstützung bei Konflikten

Viele Mitarbeiter scheuen sich, den Betriebsrat (im behördlichen Umfeld: Personalrat) hinzuziehen und unterschätzen seine Möglichkeiten. Ein Betriebsrat ist eine von den Arbeitnehmern gewählte Interessenvertretung. Er setzt sich für die Interessen der Beschäftigten im Betrieb ein – also genau für Sie.

Eine der zentralen Aufgaben des Betriebsrates ist die Mitwirkung beim Gesundheitsschutz der Beschäftigten. Weitere Themen, bei denen seine Mitwirkung ebenfalls gesetzlich vorgeschrieben ist, sind: Arbeitsorganisation einschließlich Arbeitszeit und Gestaltung der Arbeitsplätze und Schulung und Fortbildung. Der Betriebsrat kann allerdings nur handeln, wenn er von Missständen und Problemen erfährt. Wer befürchtet, Nachteile zu erleiden, wenn er den Betriebsrat einschaltet, kann ihn zur vollständigen Verschwiegenheit verpflichten. Personal- und Betriebsräte stehen außerhalb der hierarchischen Strukturen in Unternehmen und kennen die Gesetze zum Arbeitsschutz und die Rechte der Beschäftigten. Ein Betriebsrat kann sogar bei Missachtung von betrieblichen Vereinbarungen das Arbeitsgericht einschalten. Auch wenn nicht jedes Unternehmen einen starken Betriebsrat hat, so handelt es sich um einen wichtigen Bündnispartner bei Konflikten, schwierigen Personalgesprächen, Mobbing und vielen weiteren Themen.

Weitere mögliche Anlaufstellen sind der Betriebsarzt und Mobbingberatungsstellen. Fragen Sie auch in Ihrer Personalabteilung nach, ob Ihr Arbeitgeber Ihnen Coaching, Mediation oder Supervision finanziert.

4.5 Neuer Umgang mit Konflikten

Sich seines Konfliktmusters, der wunden Stellen, Trigger und der eigenen Struktur bewusst zu sein ist hilfreich für einen entspannten Umgang mit Meinungsverschiedenheiten und für die Verarbeitung von Kränkungen. Dazu einige Fragen:

- Gibt es in meinem Leben eine offene Wunde, etwas, das mich immer noch sehr schmerzt und das ich gerne als vergangen abschließen würde?
- In welchen Lebensbereichen agiere ich eher als Täter, Retter oder Opfer? Wo fühle mich am meisten zuhause?
- Welche ungewohnte Position im Täter-Opfer-Retter-Dreieck hätte das größte Entwicklungspotential für mich?
- Wie ist mein typisches Konfliktmuster? Ziehe ich mich eher gekränkt in mein Schneckenhaus zurück oder ist für mich Angriff die beste Verteidigung?
- An welcher Stelle bin ich besonders leicht zu kränken, was nehme ich zu persönlich?
- Wie groß ist mein Wunsch nach Harmonie, wie groß ist meine Freude am Wettkampf?
- Wenn Sie in einem langdauernden Konflikt stecken: Welche Windstärke bläst da? Können Sie noch mit Ihrem Kontrahenten reden? Müssen andere sich schon entscheiden, für wen Sie Partei ergreifen?
- Wie laut darf ich werden, wie sehr erlaube ich es mir, meine Interessen zu vertreten?

Literatur

Unger, H.-P., & Kleinschmidt, C. (2014). *Das hält keiner bis zur Rente durch*. München: Kösel.

5

Warum Veränderung so schwer fällt und wie sie gelingt

Dieses Kapitel enthält Handwerkszeug, um Entwicklung zu unterstützen. In der Physik existiert ein Gesetz der Trägheit, und auch das menschliche Wesen vermeidet Veränderung. Systeme streben nach Stabilität. Als Folge davon verharren wir viel zu lange im Leid, bevor wir uns bewegen. Wie können wir Verbesserungen bewirken und wir mehr Selbstwirksamkeit erreichen? Ein klares, gut formuliertes Ziel erleichtert Veränderung. Erprobte Methoden aus dem Coaching helfen, Ziele leichter umzusetzen.

5.1 Scheiße ist warm

Theorie und Praxis – wenn es doch so leicht ginge, wie es dieses Schema suggeriert! Astronaut erzählt in seinem Song „Scheiße Is warm" davon, wie Menschen bequem und träge werden, ihre eigenen Ansprüche und Träume vergessen und einfach sitzen bleiben. Wie viele sich hinter Ausflüchten und Vorwänden verstecken, aus Angst und Bequemlichkeit verharren und nur jammern statt was zu tun. Wenn wir uns nicht entscheiden können oder wollen, etwas zu verändern, so beschließen wir unbewusst doch, das Alte zu behalten und weiterzumachen. (Abb. 5.1)

Auch jeden Morgen aufzustehen und wieder zur Arbeit zu fahren, ist eine Entscheidung, fühlt sich aber nicht so schwierig an wie der Schritt, etwas zu verändern.

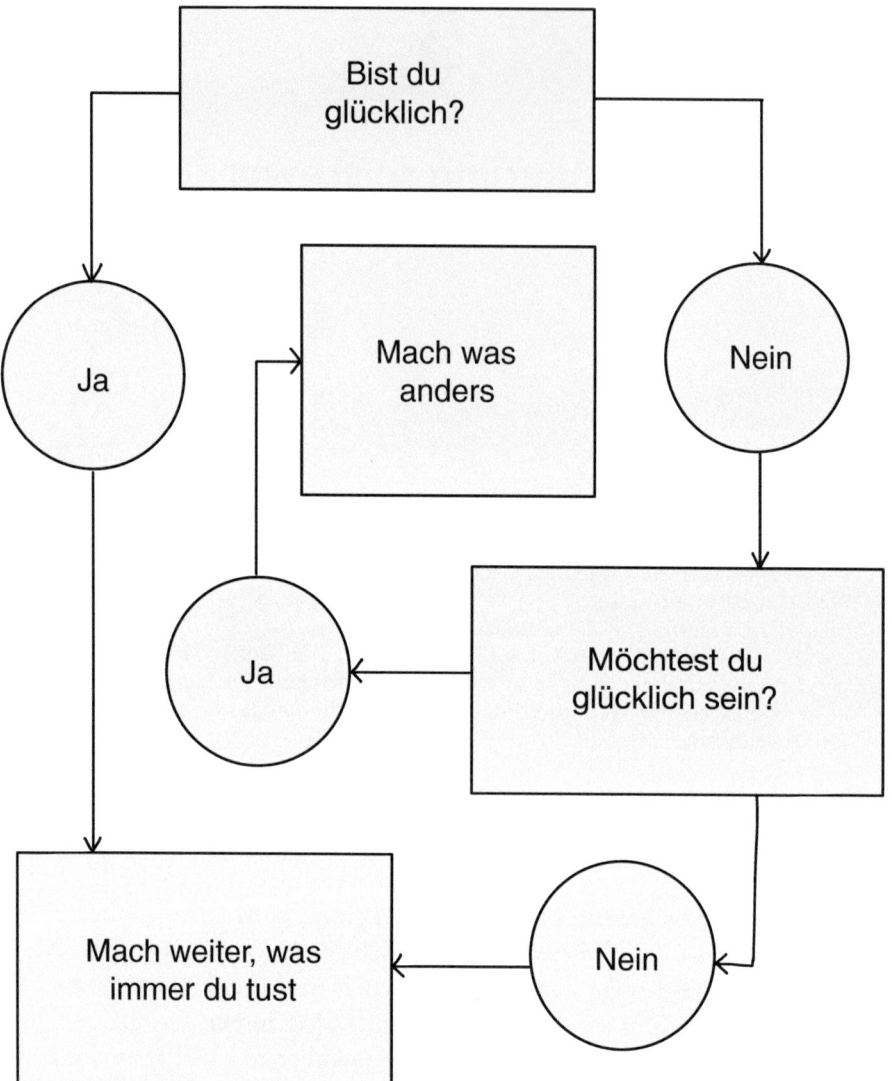

Abb. 5.1 Flußschema zum Glücklichwerden

Es gibt Situationen, die so verfahren sind, dass ein Arbeitsplatzwechsel, ein Berufswechsel oder ein dauerhafter Ausstieg aus der Erwerbstätigkeit sinnvoll werden. Von außen betrachtet ist die Diskrepanz zwischen dem Unglück und den Schäden durch die Arbeit und dem Gewinn durchs Bleiben oft so groß, dass ich als Hausärztin kaum verstehe, wieso die Betroffenen nicht schon längst gekündigt haben.

5 Warum Veränderung so schwer fällt und wie sie gelingt

Beispiel

Thomas stammt aus Ghana, ist Mitte 50. Er arbeitet auf einer mittleren Ebene in einem Logistikunternehmen mit Schichtdienst. Seit vier Jahren nehme ich Anteil an seiner beruflichen Belastung. Er mag seine Arbeit sehr, engagiert sich außergewöhnlich, meint, wegen seines Migrationshintergrunds in besonderem Maße Leistung zeigen zu müssen. Als ich ihn auf den Zusammenhang zwischen seiner Erschöpfung, seinen Rückenschmerzen und dem permanenten Druck bei der Arbeit ansprach, brach er in Tränen aus. Einmal saß er nach einem verschobenen Urlaub und mit der Klage, es sei so viel zu tun bei der Arbeit, in meiner Sprechstunde, um sich wegen der Schmerzen im Nacken und den Schultern krankschreiben zu lassen. Er fühlte sich als „trüge er eine Tonne Last auf der Schulter". Ein anderes Mal sagte er, sein Herz sei gedrückt, ein anderes Mal notierte ich in der Kartei „Nachtschicht seit 4 Wochen dauerhaft an 6 von 7 Tagen, fühlt sich tot". Lange Jahre hatte er sich von Jahresvertrag zu Jahresvertrag gehangelt. Nach der Entfristung seiner Stelle besserte sich die Lage kurzfristig, bis ein anstehender Wechsel der Firmeneigentümer den Druck erneut erhöhte. Anregungen meinerseits, sich Unterstützung zu holen, lehnte er mehrfach ab, er müsse und wolle es selbst schaffen. Es ließ sich oft kurz krankschreiben, fiel dann wegen eines Bandscheibenvorfalls mit Operation in einem Jahr mehrere Wochen aus. Während dieser Zeit erzählte er mir, auch wenn er nicht arbeite zu 70 Prozent mit den Gedanken bei der Firma zu sein. Er habe außerhalb der Firma kaum soziale Kontakte. Die Enttäuschung über die alte und neue Geschäftsführung, chronische Überforderung und Erschöpfung begleiten ihn bis heute.

Wie Thomas kommen Patienten jahrelang mit immer ähnlichen Klagen über den Arbeitgeber zu mir in die Sprechstunde, lassen sich krankschreiben, wenn es gar nicht mehr geht, und gehen dann zurück in den gleichen oder immer schlimmer werdenden Trott. Manchmal schimmert Hoffnung auf angesichts eines Wechsels in der Führungsebene oder neu einzustellenden Kollegen, die Arbeit abnehmen sollen, unter dem Strich bleibt es jedoch schwierig. Ich sehe dabei zu, wie die Gesundheit immer mehr leidet und frage immer mal nach Optionen, etwas zu verändern oder rege an, sich Hilfe bei den eigenen Anteilen und inneren Prozessen zu holen, aber nichts geschieht. Als entscheidungsfreudiger Mensch und lösungsorientierte Ärztin kann ich das mitunter schwer ansehen. Als Coach habe ich gelernt, dass ich nie wissen kann, was der richtige Weg für einen anderen Menschen ist, sondern nur liebevolle Begleitung anbieten kann.

Wenn ich frage, was die Patienten an einem solchen Arbeitsplatz hält, so benennen viele zuerst die Befürchtung, an einem neuen Arbeitsplatz weniger zu verdienen. Eine Abwägung zwischen dem Wert des Geldes und dem Wert von Gesundheit und Wohlbefinden scheint selten stattzufinden. Viele führen eine längere Betriebszugehörigkeit als Faktor an, der sie an das Unternehmen bindet, gerade wenn es auch gute Jahre waren. Eine generelle Scheu vor der Unsicherheit, die mit Veränderung einhergeht, kommt hinzu. Sicher erlebe ich die Menschen immer nur in den schlechtesten Momenten und da sind sie sehr fokussiert auf die Probleme, nicht auf die guten Seiten ihrer beruflichen Lage. Häufig beschreiben die Patienten als Bindungsfaktor nämlich auch, dass die Arbeit an sich ihnen immer noch Freude mache, nur die Umstände unter denen das Arbeiten stattfindet, nicht. Oder es halten sie – bei allen Problemen mit der Führungsebene – gute soziale Bindungen unter den Kollegen. Eine allmähliche Verschlimmerung scheint immer noch erträglicher zu sein und durch kleine Anpassungen aufgefangen werden zu können, als eine plötzliche gravierende Veränderung, so wie ein Frosch im sich langsam erhitzenden Wasser stirbt, bei einem raschen Temperaturanstieg hingegen raus hüpft. Die Hoffnung stirbt zuletzt. Ein Klient in unserer Coachinggruppe „Wieder gerne arbeiten" beschreibt ein weiteres Hindernis: Theoretisch wisse Martin genau, was es brauche und dass es so nicht weitergehen könne. Er erlebe seine pflichtbewusste, sicherheitsorientierte Prägung als so stark, dass er es praktisch nicht oder nur über einen längeren Weg mit Unterstützung schaffen könne, seine innere Haltung zu verändern. In seinem Fall kommen schlechte Erfahrungen mit einem vorherigen Jobwechsel dazu, wo er vom Regen in die Traufe gekommen sei.

Gehirnforschung kann dazu beitragen, zu verstehen, warum meine unglücklichen Patienten und so viele unzufriedene Arbeitnehmer sich so schwer damit tun, etwas grundlegend zu verändern, beispielsweise den Arbeitsplatz zu wechseln. Der Mensch scheut generell den Verlust mehr als er den Gewinn schätzt, so fanden es die Psychologen Daniel Kahneman und Amos Tversky schon in den siebziger Jahren heraus. Dies wurde in der Folgezeit durch viele psychologische Experimente bestätigt. Das Gehirn ist vom Bemühen um niedrigen Energieverbrauch und Effizienz geprägt. Es bevorzugt Wiederholungen und Automatisierungen, belohnt Routine sogar mit der Ausschüttung von Botenstoffen, die uns angenehme Gefühle verschaffen. Sich auf neue Dinge einzustellen, verbraucht hingegen viele Ressourcen. Dies möchte unser Organismus gerne vermeiden, verbraucht das menschliche Gehirn doch sowieso schon sehr viel mehr Energie als das Gehirn anderer Primaten. Hilflosigkeit ist leider lernbar. Haben Sie schon mal vom Fisch gehören, in dessen Aquarium eine Glasplatte so eingefügt wird, dass sie seinen Platz halbiert? Er schwimmt nach einigen Malen Kopf anstoßen kleine Runden, und zwar auch, wenn die Platte längst entfernt wurde. Auch Menschen, die sich wiederholt in unangenehmen, ausweglos erscheinenden Situationen befanden, versuchen irgendwann gar nicht mehr zu fliehen.

> Die unter Dauerstress entstehende schlechte Verfassung trägt dazu bei, dass wir in schlechten Strukturen verharren.

Nachlassende Leistungsfähigkeit, verminderte Kreativität, ein geringer Selbstwert, all dies erschwert eine Neuorientierung. Dass wir unter Stress besonders gerne in alte Muster zurückfallen behindert es zusätzlich, aktiv Veränderungen anzugehen. Manchmal tut dann Hilfe durch einen Coach gut.

5.2 Was kann Coaching leisten

Anderen geht es ganz ähnlich. Bereits die einfache Wahrnehmung, nicht alleine zu sein mit dem Problem, wirkt für die Teilnehmer unserer Abendgruppe entlastend. Bei anderen Gruppenmitgliedern können Betroffene dann Verhaltensweisen wahrnehmen, die bei ihnen selbst in den Bereich des blinden Flecks fallen, sich von den Lösungswegen Anderer inspirieren lassen.

Egal, ob im Einzelsetting oder in der Gruppe, gesehen zu werden und sich auszusprechen, Abstand zu gewinnen, neue Perspektiven zu entdecken und einzunehmen, sich selbst auf die Schliche zu kommen, all das sind Prinzipien, durch die Coaching unterstützen kann.

In vielen Fällen braucht es Prozesse des Bedauerns und Betrauerns, allgemein einen Raum, wo Gefühle willkommen sind und ausgehalten werden können. Schneiden Menschen sich von negativen Gefühlen ab, so geht dies in aller Regel nur um den Preis des Verlustes der Emotionalität auch in positiver Hinsicht. Das gesamte Gefühlsleben flacht ab, Freude kann nicht mehr intensiv empfunden werden. In einem geschützten, sicheren Raum kann man alle Emotionen wiederentdecken, ob Wut, Ekel, Ärger, Freude oder Liebe. Dieser wichtige Schritt hilft Menschen, ihre verlorengegangene Verbindung zu sich selbst wiederzufinden.

Kann der Klient sich mit seiner eigenen Geschichte versöhnen und diese als sinnvoll und als Chance zum Wachstum annehmen, eröffnen sich neue Möglichkeiten. Die Krise als Chance zu sehen fällt oft schwer, wenn man mittendrin steckt. Mit Unterstützung lassen sich neue Handlungsoptionen besser entwickeln und einüben als allein. Die Veränderung von Gewohnheiten, die unnötiges Leid verursachen, verläuft garantiert mit Rückfällen. Ich wiederhole es immer wieder, weil es so wichtig ist: Gerade unter Stress neigt das Gehirn zu den alten, vermeintlich sicheren Bahnen. Etwas loszulassen hat meistens einen Preis, der bewusst wahrgenommen und gewürdigt werden sollte.

Ziele im Coaching werden vom Klienten selbst festgelegt und können sehr unterschiedlich aussehen. Der Coach begleitet und inspiriert, ermutigt und fragt. Je rechtzeitiger Betroffene Hilfe suchen, desto weniger aufwändig ist ein Coachingprozess. Oft braucht es aber einen hohen Leidensdruck, bis Menschen bereit sind, sich Unterstützung zu holen.

Einige meiner Patientinnen haben sehr von speziellen Zeit- und Selbstmanagement-Seminaren profitiert, die zum Teil vom Arbeitgeber selbst organisiert wurden. Es lohnt sich bei der Personalabteilung zu fragen, ob der Arbeitgeber die Kosten solcher spezifischen Angebote, von Coaching generell oder im Fall von chronischen Konflikten auch von Mediation übernimmt.

5.2.1 Wissen über Systeme hilft

In meinem Unternehmen ist alles festgefahren, da kann man sowieso nichts ändern. Solche Aussagen höre ich häufig. Wie kann es nun gehen, im beruflichen Kontext, der von Hierarchien geprägt ist, aus der Hilflosigkeit zu treten und mehr Verantwortung zu übernehmen?

> „Falls du glaubst, dass du zu klein bist, um etwas zu bewirken, dann versuche mal zu schlafen, wenn eine Mücke im Raum ist." (Dalai Lama)

System, ein zunächst vielleicht sperriger Begriff, steht für ein mehr oder weniger abgeschlossenes Miteinander von verschiedenen Teilen, hier Menschen, die gemeinsam eine Aufgabe erfüllen oder ein Ziel verfolgen. So bildet die Firma ein berufliches System, darin bestehen Untersysteme wie Abteilungen. Mitglieder der Familie können als System angesehen werden, aber auch die Volleyballmannschaft.

In einem System gelten bestimmte Regeln. Eine Regel besagt, dass die Bewegung eines Teiles, einer Person, Auswirkungen auf das gesamte System hat. In einem Mobile bewegen sich alle Teile, wenn ein Teil berührt wird. Es erfolgen Reaktionen, die ausgleichen, die Lücken füllen, die gegensteuern. Ein System strebt immer Konstanz und Stabilität an. Dies geschieht im Mobile sichtbar und extrem stark und schnell, in anderen Systemen sind die Auswirkungen wenig spürbar, können aber immens sein.

> **Beispiel**
> Nehmen wir als Beispiel ein Pflegeheim. Das Team ist chronisch überlastet, bis der erste Mensch, der mit der besten Selbstfürsorge oder mit der schwächsten Konstitution, aussteigt, geht oder sich krankschreiben lässt. Ein Teil des Teams fehlt also. Die Arbeit, die nicht bis zur Rückkehr warten kann, muss auf andere Schultern verteilt werden. Die Belastung der anderen steigt, bis es noch mehr Ausfälle gibt. Die restlichen Mitarbeiter versuchen dies weit über die Belastungs-

> grenze hinaus zu kompensieren. Irgendwann reagiert die Führung und versucht einen Ausgleich zu schaffen und Ersatzkräfte zu besorgen, deren Einarbeitung eine zusätzliche Belastung darstellt. Rückkehrer aus der Krankschreibung finden eine Situation vor, die viel belastender als vorher ist und kehren schnell in die Arbeitsunfähigkeit zurück. Der Berg an unerledigten oder schlecht erledigten Aufgaben steigt, die Motivation der Mitarbeiter sinkt, der Druck wird nicht mehr nur von oben nach unten weitergegeben, sondern zunehmend steigt Druck von unten nach oben auf. Die Zufriedenheit sinkt, die Krankentage steigen, die flexibelsten Arbeitnehmer kündigen und suchen ihr Glück woanders. Die Führungsmannschaft arbeitet mit Druck, der natürlich nichts nützt, und wird schließlich immer häufiger ausgewechselt. Ich habe erlebt, wie ein Pflegeheim am Ende von der Heimaufsicht stillgelegt werden musste, weil die Versorgung der Bewohner nicht mehr adäquat möglich war. Die armen, alten Menschen mussten in andere Heime umziehen. Hier ist das System zusammengebrochen.

Soweit ein negatives Beispiel von systemischen Auswirkungen. Spannender sind natürlich positive Auswirkungen. Wenn Sie beginnen, etwas anders zu machen, wird es Auswirkungen haben. Was passiert, wenn ein Mitarbeiter keine Überstunden mehr macht? Wenn er den Kaffee nicht mehr kocht? Wenn er beginnt, zu widersprechen, Aufgaben abzulehnen? Nicht alle anderen Teile des Systems – also Ihre Kollegen, Mitarbeiter und Vorgesetzten – werden erfreut sein. Generell neigen Systeme dazu, möglichst stabil sein zu wollen. Rechnen Sie mit Irritationen statt mit Beifall. Stellen wir ungeschriebene Regeln in Frage, so stellen wir auch die Menschen in Frage, die diese Regeln weiter befolgen. Drehen wir beim ersten Gegenwind erschrocken bei, so kommen wir nicht weit. Doch blieben wir beharrlich, so werden die anderen Teile sich mitbewegen müssen und mit der Zeit wird sich ein neues Gleichgewicht einstellen.

5.2.2 Aufstellungen lassen Systeme lebendig werden

Bei Aufstellungen denken viele zuerst an das nicht unumstrittene Stellen der Herkunftsfamilie nach Hellinger. Darüber hinaus entstanden viele verschiedene Arten der Weiterentwicklung von Aufstellungsarbeit. Mein Vorgehen der systemischen, lösungsorientierten Aufstellung habe ich bei Stephan Ludwig (2020) gelernt. Es bezieht neben der Herkunftsfamilie viele andere Themen und Systeme mit ein. Ausgangspunkt bildet meistens ein Problem im Sinne eines IST-Zustands, der nicht dem gewünschten Zustand entspricht. Als erster wichtiger Schritt wird das Ziel spezifiziert. Dann werden wichtige Elemente des Systems, in dem sich der Zustand abbildet, ausgewählt und durch Stellvertreter dargestellt. Die Befindlichkeiten der Elemente und ihre

Beziehungen zueinander werden als räumliches Bild sichtbar. Das Aufstellen ermöglicht es dem Betroffenen, sein inneres System wie von außen zu betrachten. Er kann dann in diesem Modell aktiv Veränderungen und deren Auswirkungen auf die anderen Teile erproben und die neue Ordnung in sein Leben übertragen. Das mag kompliziert klingen, doch der Klient benötigt für den intuitiven Prozess keinerlei Vorwissen. Das folgende Beispiel mag dazu führen, dass Sie sich die Methode besser vorstellen können.

> **Beispiel**
>
> Christa, alleinerziehend mit drei lebhaften Jungs, kam mit den Arbeitsbedingungen im Einzelhandel immer schlechter zurecht. Sie wurde immer mehr zu Arbeitszeiten herangezogen, die sich nicht gut mit der Kinderversorgung vereinbaren ließen. Sie fühlte sich immer weniger wertgeschätzt, ja gar ausgebeutet, und dachte schon lange über einen Wechsel des Arbeitsplatzes nach. Christa kam zu einem Aufstellungstag und erzählte von viel innerem und äußeren Druck. Sie wünschte sich wieder Freude bei der Arbeit, und eine freundliche und respektvolle Umgebung. Nach dem Vorgespräch formulierte sie als Ziel, netter mit sich selbst zu sein, nicht immer 120 % zu geben, einen freieren Blick zu bekommen und damit den Boden zu bereiten für eine berufliche Veränderung. Wir stellten sechs Elemente auf: Christa selbst, der jetzige Arbeitsplatz, der Druck, „fünfe grade sein lassen", eine „ungenutzte Ressource" und der „weite Blick" wurden jeweils durch eine Person aus der Gruppe verkörpert. Der Druck verstellte ihr die Sicht und war sehr dominant. Um in Bewegung zu kommen, musste sie erst dieses kraftvolle Element erforschen. Durch die Rückmeldungen der Stellvertreterin und den Kontakt mit ihr machte sie Bekanntschaft mit dem perfektionistischen Arbeitstier in ihr und beschloss, den Druck künftig mehr im Sinne einer guten Selbstfürsorge nach außen statt gegen sich selbst zu richten. Sie gab der Stellvertreterin für den Druck, die damit sehr einverstanden war, einen neuen Platz an ihrer Seite und bekam im wahrsten Sinne die gewünschte freie Sicht und Kontakt zum weiten Blick. Die Stellvertreterin des „fünfe grade sein lassen" brachte uns alle zum Lachen durch ihre kindliche, humorvolle Selbstanpreisung. In der „ungenutzten Ressource" konnte Christa Gelassenheit und Leichtigkeit wiederentdecken, die sie vor der Zeit als Mutter mehr gespürt hatte als heute. Sie verabschiedete sich in der Aufstellung symbolisch vom Stellvertreter für den alten Arbeitgeber, indem sie ihm erst dankte und den Mut fand, sich umzudrehen und zu gehen. Dies war der emotionalste und wichtigste Aha-Moment in dieser Aufstellung, so schrieb sie mir später. Mit neuem Mut und Zuversicht wechselte Christa kurze Zeit später in ein Arbeitsverhältnis in die Kundenbetreuung und Auftragsannahme eines Unternehmens mit festen täglichen Arbeitszeiten von 9 bis 16 Uhr. Dort fühlte sich willkommen und in ihrer gewissenhaften und leistungsorientierten Art anerkannt, aber nicht mehr ständig überlastet.

Aufstellungsarbeit bietet vielfältige Möglichkeiten, sein eigenes System sichtbar zu machen, zu verstehen und Veränderungen anzustoßen. Durch das konkrete Erleben und das bildliche Vorgehen werden andere Erfahrungen ermöglicht, als nur durch das darüber Nachdenken oder Sprechen. Der Klient sammelt zusätzliche Informationen und kann so bessere Entscheidungen treffen. Aufstellungen wirken über eine Veränderung der inneren Bilder (im Fachjargon Introjekte), die wir von Menschen oder Dingen haben. Wir können z. B. unser inneres Bild vom bösen Kollegen, der uns immer nur Schlechtes will, ändern und erstmals dessen eigene Not oder guten Seiten wahrnehmen. Oder wir erleben die Macht als aufgestelltes abstraktes Element als hilfreiche und freundliche Qualität, die uns unterstützt. Wir können alten Mustern, beispielsweise unserem Pflichtbewusstsein, danken für die langjährige Treue und wertvollen Dienste und sie dann verabschieden oder vereinbaren, sie künftig anders zu nutzen. Das unmittelbare und oft sehr emotionale Erleben während einer Aufstellung hinterlässt in unserem Gehirn viel tiefere Spuren als nur darüber zu reden.

Aufstellungen
Aufstellungen helfen, in schwierigen Lebenssituationen mehr Handlungsfreiheit zu gewinnen. Besonders bewährt ist die Methode um

- unbewusste Bindungen an Mitglieder der Herkunftsfamilie zu lösen
- in schwierigen Beziehungssituationen angemessen handeln zu können
- psychosomatische Symptome zu verstehen und positiv zu beeinflussen
- ungünstige Verhaltensmuster wie Isolation oder Konfliktunfähigkeit zu verändern
- berufliche Alternativen abzuwägen und sinnvolle Entscheidungen zu fällen.

Ob mit oder ohne Unterstützung: werden Sie aktiv, übernehmen Sie Verantwortung.

5.3 Wie Veränderung gelingt

Selbstverantwortung beginnt da, wo ich mich bekenne: Ich entscheide mich, jeden Morgen gegen innere Widerstände aufzustehen, zur Arbeit zu gehen, weil mir die Sicherheit und das Gehalt so viel wert sind, dass ich dafür Widrigkeiten in Kauf nehme. Ich entscheide mich gegen das Risiko eines Wechsels mit ungewissen Folgen, weil ich mich das derzeit nicht traue. Es gibt auch Gutes bei der Arbeit, das mich hält und trägt, wie das Miteinander mit der netten Kollegin, die Struktur und Aufgaben, die mir eigentlich Freude machen. Wenn das so stimmig ist, bleiben Sie wo Sie sind und versuchen Sie, sich weniger zu ärgern. Doch viele Menschen resignieren zu schnell.

Mark Nepo (2000) beschreibt wunderbar, wie er als Kind durch eine wichtige Bezugsperson unterstützt wurde, an sich zu glauben: „Ich erinnere mich, wie mich meine Großmutter schon als kleiner Junge ermutigte, selbst meine kleinsten Träume durch meine Hände in die Welt kommen zu sehen. Sie sagte: „Sieh es hier" und zeigte auf meine Stirn; dann nahm sie meine beiden kleinen Hände und sagte: „Jetzt sieh es hier". Lachend sagte sie: „Und schon bald wird es hier sein" und deutet auf „das Zimmer um uns herum."

Nicht alle Menschen, vielleicht nur sehr wenige Menschen, hatten solche Großmütter. Doch wer hindert uns daran, uns selbst diese Unterstützung zu geben? Wollen wir warten, bis jemand kommt und das tut?

Boris Hermann (2018) reflektiert über seine Entscheidung für das Leben als Regatta-Segler: „Was kann es für ein größeres Risiko geben, als deinen großen Traum zu verpassen?"

- Wie groß träumen Sie?
- Glauben Sie an sich?
- Wie sehr trauen Sie sich zu, Schritte zu unternehmen, damit Ihre Wünsche wahr werden?
- Kennen Sie Ihre Wünsche eigentlich oder stehen Sie im Reisebüro und sagen auf die Frage nach dem Reiseziel, egal, Hauptsache weg von hier?
- Wie groß ist die Zuversicht, bei Hürden und Durststrecken einen Weg zu finden?
- Können Sie sich Hilfe suchen bei schwierigen Abenteuern?

Wie gut ist es da, seine Grundstrukturen zu kennen und zu wissen, was leicht geht, was einem gut tut! Dieses Wissen hilft, ein gutes Arbeitsumfeld zu finden. Ständig gegen seine Natur und seine Werte zu leben, macht krank.

Wofür lohnt es sich zu leben?

Aus Japan stammt der Begriff Ikigai, der das beschreibt, wofür es sich zu leben lohnt. Es geht darum, eine Schnittmenge zwischen den folgenden vier Ausrichtungen zu finden:

- Wohin meine Leidenschaft geht
- Wofür ich begabt bin
- Womit ich meinen Lebensunterhalt verdienen kann
- Was die Welt braucht

Nun ist es nicht so einfach, sich im mittleren Lebensalter komplett neu zu erfinden. Aber vielleicht fällt es sogar leichter, als einem grade erwachsen werdenden Kind, sich nach der Schule für einen Beruf zu entscheiden. Mein Rat: Denken Sie doch mal groß! Trauen Sie sich, eine Utopie zu entwerfen! Und dann brechen Sie es runter auf die Realität. Vielleicht finden Sie dabei etwas, das Sie mit Ihrer bestehenden beruflichen Biographie verfolgen können.

Sie könnten als Krankenschwester dem stressigen und immer unmenschlicheren Klinikalltag, in dem Sie immer weniger Ihre Werte verwirklichen können und mehr Zeit in Dokumentation als in die Patientenversorgung stecken müssen, entfliehen und in die Intensivbetreuung eines einzelnen kranken Kindes wechseln. Oder nur den alten Traum verwirklichen, in Frankreich leben zu wollen und den gleichen Beruf dort ausüben wie hier, jetzt wo die Kinder aus dem Haus sind, und Sie eigentlich viel mehr Freiraum haben als früher. Oder Sie reduzieren die Arbeit und bauen nebenberuflich eine kleine Selbständigkeit auf, wie mein Patient, der für Aquarien schwärmt und Ziergarnelen züchtet und vertreibt.

> **Beispiel**
> Es gibt eine schöne Geschichte aus den USA, wo 2018/2019 durch einen nicht verabschiedeten Staatshaushalt eine Reihe von Staatsangestellten in einen 35 Tage anhaltenden Zwangsurlaub geschickt wurden. Leider betraf diese Pause nicht nur die Arbeit, sondern auch das Gehalt. Zwei Schwestern begannen in der Not, ihren sehr beliebten Käsekuchen zu backen und zu verkaufen, vertrieben und verschickten ihn sogar in immer größeren Mengen übers Internet und bauten so ein erfolgreiches Geschäft auf.

Vielleicht geht es gar nicht um etwas ganz Neues, sondern darum, am bestehenden Arbeitsplatz dafür zu sorgen, dass Ihre Bedürfnisse am jetzigen Arbeitsplatz besser erfüllt werden. Hier ist Kreativität gefragt! Sie können für bestimmte Arbeitsphasen, in denen Sie Ruhe brauchen, lärmabweisende Kopfhörer aufsetzen. Vielleicht findet die Kollegin, mit der Sie zusammenarbeiten, Aufgaben unangenehm, die Sie besonders gerne erledigen und Sie nehmen ihr Anrufe ab, die Kollegin erledigt dafür Ihre Statistik. Oder Sie erörtern beim nächsten Mitarbeitergespräch Möglichkeiten des Homeoffice oder eines Platzwechsels im Büro. Für eine neue Ausrichtung hilft es, sich von den bestehenden, vermeintlich unverrückbaren Strukturen ein Stück zu lösen. Dabei hilft es, eine, ach was, am besten gleich mehrere neue Perspektiven einzunehmen.

> **Fragen zum Perspektivwechsel**
> - Was würde ich meiner besten Freundin in der gleichen Situation raten?
> - Ich stell mir jemanden vor, den ich nicht mag. Wie würde dieser Jemand in meiner Lage handeln? Was könnte ich davon lernen? Wie könnte ich das, was er täte, so anpassen, dass es mir helfen würde? Wenn ich das auf keinen Fall will, warum nicht?
> - Ich stell mir mich selbst in einem anderen Alter vor, vielleicht 10–20 Jahre jünger oder deutlich älter – wie würde ich in diesem anderen Alter reagieren?
> - Was wäre in Zeiten wie 2020 während der Corona-Pandemie plötzlich alles möglich?
> - Was würde ich tun, wenn ich wüsste, dass ich nur noch drei Jahre lebe?

5.4 Von der Absicht zur Zielerreichung

Ein Ziel wirkt besser, wenn es eine klare Richtung weist. Wenn wir nur einer unguten Situation entkommen wollen, bleibt zum einen unklar, wohin es gehen soll. Zum anderen motiviert ein positives Ziel sehr viel mehr als ein „weg von etwas". Wenn ich weg will aus Hamburg, wo will ich hin? Nur ins Umland? Nach Frankreich? In die Antarktis?

Ist eine Neuorientierung beschlossene Sache und ist auch klar, wohin es gehen soll, so können Coachingmethoden das Erreichen des Ziels unterstützen. Ich habe zwei davon ausgesucht, die ich besonders hilfreich finde, WOOP und Embodiment. Was verbirgt sich dahinter?

5.4.1 In vier Schritten zum Ziel – WOOP

WOOP steht für vier Schritte zur Zielerreichung, die mit folgenden Überschriften versehen sind:

W = Wish (Wunsch)
O = Outcome (Ergebnis)
O = Obstacle (Hindernis)
P = Plan (Plan)

Entwickelt wurde die Methode von Gabriele Oettingen. WOOP ist nicht an den beruflichen Kontext gebunden, sondern lässt sich für alle möglichen Ziele nutzen. Es braucht ein Ziel, das vom Betreffenden als erreichbar eingeschätzt wird. So wird man nicht vom Elefanten zur Elfe, nicht vom Eichhörnchen zur Giraffe, aber eine Gewichtsabnahme von 10 Prozent des Ausgangs-

5 Warum Veränderung so schwer fällt und wie sie gelingt

gewichtes innerhalb von sechs Monaten wäre z. B. realistisch. Ein guter Wunsch ist so formuliert, dass er möglichst konkret, messbar, erreichbar, relevant und mit einer zeitlichen Dimension ausgestattet ist. Wie sieht Ihr machbares Ziel aus? Bis wann wollen Sie es erreichen? Woran merken Sie, dass Sie es erreicht haben?

Der zweite Schritt: Malen Sie sich die Zielerreichung, so als wäre sie bereits geschehen, vor dem inneren Auge möglich genau aus. Stellen Sie sich das bestmögliche Ergebnis vor und schwelgen Sie für eine Weile so richtig darin. Schließen Sie dabei ruhig die Augen. Wie fühlt es sich an, was sehen Sie vor Ihrem inneren Auge? Seien Sie so konkret wie irgendwie möglich.

Studien zeigen, dass das „positive Phantasieren" in manchen Situationen hilfreich ist. Gerade beim Erreichen von herausfordernden Zielen erwies es sich leider als eher kontraproduktiv, und schien die Menschen eher dazu zu bringen, genau das zu unterlassen, was eigentlich notwendig wäre, um dort hinzukommen. Träumen wir von dem Erreichen zukünftiger Ziele, so entspannen wir uns. Es fühlt sich in dem Moment quasi so an, als hätten wir unser Ziel bereits erreicht. Auf diese Weise führt das Träumen dazu, dass die Energie fehlt, die wir dringend bräuchten, um ins Handeln zu kommen.

Um Ziele wirklich zu erreichen, hilft es daher, einen dritten Schritt hinzuzufügen, nämlich das möglichst bildliche innere Vorstellen (Visualisieren) von Hindernissen. Menschen, die abnehmen wollen, sollten sich also nicht nur vorstellen, wie toll Sie sich fühlen werden, wenn Sie abgenommen haben, endlich in die engere Jeans passen und sich dabei zufrieden im Spiegel betrachten. Sondern Sie sollten sich außerdem vorstellen, welche Hindernisse auf dem Weg der Abnahme auf Sie ganz persönlich warten. Zum Beispiel: die Belohnungs- und Stress-Schokolade in der Schreibtischschublade am Arbeitsplatz, der Kuchen beim Geburtstagsfest, das Naschen vor dem Fernseher. Hindernisse, die vor allem im Außen angesiedelt werden, sollten so erforscht werden, dass das innere, dahinterstehende Hindernis in den Fokus rückt. Ein Beispiel: Die Nachbarin nötigt mich, ein zweites Stück Kuchen zu essen. Dabei ist die Nachbarin nur das vorgeschobene Hindernis, das eigentliche Problem dahinter besteht in meiner Befürchtung, sie zu kränken, wenn ich es ablehne.

Die Wirksamkeit wächst, wenn als vierter Schritt ganz konkrete Pläne hinzukommen, die den Umgang mit den Hindernissen in einer Wenn-dann Struktur beschreiben. Wenn ich beim nächsten Fernsehabend daran denke, die Süßigkeiten aus dem Schrank zu holen, dann gehe ich stattdessen zum Gemüsefach im Kühlschrank und nehme mir eine Möhre.

Zusammengefasst: Ich habe einen realistischen Wunsch, male mir richtig schön aus, wie es sich anfühlt, wenn das Ziel bereits erreicht ist, stelle mir dann alle denkbaren Hindernisse vor und überlege mir konkrete Schritte, sie zu bewältigen. Das alles spreche ich am besten laut aus und schreibe es auf. Ist mein Gehirn durch diesen Prozess gegangen, bin ich nicht nur gut vorbereitet, sondern habe mein Unterbewusstsein günstig gestimmt und meine Erfolgschancen steigen. Probieren Sie es zunächst mal mit einem einfachen Ziel aus!

5.4.2 Mit allen Sinnen neue Wege bahnen – Embodiment

Die folgenden Schritte basieren auf dem von Maja Storch (2010) entwickelten Zürcher Ressourcen Modell zum Selbstmanagement und der Arbeit von Benita Cantieni zum Zusammenhang von Körper und Gefühlen.

Embodiment beginnt ebenfalls mit einem positiv gefassten Ziel, am besten in einem prägnanten Satz zusammengefasst. Es lohnt sich, diesen Satz zu genau zu überlegen, um ihn wirklich einprägsam und genau zu fassen. Unterstützen Sie den Satz dann mit einem Bild, z. B. von einer Landschaft oder einem Tier, das die gewünschte Qualität symbolisiert. Nutzen Sie alle Sinne, vielleicht fallen Ihnen Gerüche oder Geräusche dazu ein. Ich empfehle gerne das kostenfreie Online-Tool von der Gruppe um Maja Storch, das bei der Entwicklung eines Mottos und dem Finden von Bildern dazu unterstützt. (https://zrm.ch//_%20Online %20Tool.htm)

Damit es anschaulicher wird, ein Beispiel: Ich möchte meine Neigung, zu viel Energie ins Ärgern zu stecken, verändern. Der gefundene Satz einer neuen Haltung lautet: „Ich fließe und den Stein sehe ich mit Wertschätzung an." Dabei stelle ich mir einen Bach vor, der ohne Steine nur langweilig und trist wäre, und wie das Wasser bei jedem Stein munter spritzt und gurgelt und doch fröhlich weiter fließt. Stehen Satz und Bild, suche ich Bewegungen, die den Satz quasi pantomimisch darstellen. Meine Bewegung besteht aus aneinander gelegten Händen, die sich fließend vor dem Körper hin und her bewegen und dann innehalten, als stießen sie auf ein Hindernis. Dann forme ich mit den Händen eine Schale, sehe darin vor meinem inneren Auge den Stein in den Händen liegen und schaue freundlich darauf.

Warum soll ich diese „albernen" Bewegungen machen? Je mehr Kanäle ich nutze, desto besser die Wirkung! Bewegung ist ein effektiver Zugang. Unser Körper spiegelt nicht nur, wie wir uns fühlen, sondern wir können andersherum über körperliche Prozesse unsere Gefühlswelt beeinflussen. Körper und Seele sind untrennbar verbunden.

> Schon Charlie Brown wusste: „Lachen ist schlecht für meine Depression."

Wenn wir einen Stift so in den Mund nehmen, dass die Mundwinkel nach oben zeigen, finden wir Witze witziger als wenn wir den Stift so in den Mund nehmen, dass wir dabei die Lippen zusammenziehen. Es gibt übrigens Belege dafür, dass wir, wenn wir uns vor einem Bewerbungsgespräch körperlich groß machen, uns in selbstbewusste Haltungen begeben, zur Decke recken und springen, einen besseren Eindruck hinterlassen als ohne diese vorherigen Übungen.

Gemeinsam mit einem Coach geht es leichter und mit einer Gruppe macht es mehr Spaß, so ein Embodiment zu entwickeln. Erfolg entsteht durch die regelmäßige Wiederholung. Suchen Sie sich einen festen Zeitpunkt am Tag, machen Sie die Bewegungen und sprechen Ihren Satz dazu, bringen Sie ein Bild als Erinnerung da an, wo Sie regelmäßig hinsehen. Durch die Wiederholung wird das neue Muster in unserem Gehirn eingeprägt.

Literatur

Hermann, B. (2018). *Nonstop: Süchtig nach Segeln/Driven by the Sea*. Bielefeld: Delius Klasing.
Ludwig, S. W. (2020). *Wege zur Inneren Klarheit*. Bremen: Integralisverlag.
Nepo, M. (2000). *Ankommen im Jetzt!* Dorfen: Koha.
Storch, M., Cantieni, B., Hüther, G., & Tschacher, W. (2010). *Embodiment Die Wechselwirkung von Körper und Psyche verstehen und nutzen*. Huber. https://zrm.ch//_%20Online%20Tool.htm. Zugegriffen am 15.05.2020.

6

Unterstützung im Gesundheitswesen

> Im Focus dieses Kapitels steht der hausärztliche Alltag bei arbeitsbedingten Gesundheitsproblemen. Wie und wann kann eine Krankschreibung zur Gesundung beitragen oder nicht? Es gibt einiges, das Betroffene bei einer Krankschreibung wissen, tun oder lassen sollten! Der Text befasst sich weiter mit dem sinnvollen Einsatz von Medikamenten und enthält einen Überblick über andere Unterstützungsmöglichkeiten im Gesundheitswesen, von Psychotherapie über Tagesklinik bis zur Rehabilitation.

Die erste Stufe bei allen gesundheitlichen Problemen bilden die Selbsthilfe und die Unterstützung durch nahe Menschen, Familie und Freunde, so natürlich auch bei arbeitsbedingten Gesundheitsstörungen. Sich aussprechen, gesehen zu werden im Leid, getröstet zu werden oder Tipps zu bekommen, das alles leisten Partner, Familie und Freunde in einem gesunden Umfeld. Habe ich kein intaktes Umfeld, werde ich im Privaten nicht gut aufgefangen, so begünstigt dies berufliche Unzufriedenheit. Andererseits beeinträchtigt eine chronisch schwierige berufliche Lage das Privatleben. Rechtzeitig darüber hinaus Hilfe zu suchen, wenn Beschwerden zu- statt abnehmen und die eingeleiteten Maßnahmen nicht reichen, ist dringend zu empfehlen. Leider geschieht nach meiner Erfahrung stattdessen meist das Gegenteil, die Betroffenen, wie Thomas in Abschn. 5.1, warten viel zu lange.

Die Burn-out Expertin Prieß (2019) beschreibt es so: „Jeder der Betroffenen, die zu mir in die Burn-out Behandlung kamen, jedes ausgebrannte Team, das ich beraten haben, alle waren über innere und äußere Umstände hinweggegangen. Anstatt den Dingen klärend auf den Grund zu gehen und den

Dialog zu suchen, wurde er vermieden – so lange, bis kaum mehr etwas ging." Sie erklärt dieses Phänomen mit unbewussten psychologischen Vorgängen von Projektion und Idealisierung. Die Realität wird verdrängt oder umgedeutet, quasi schöngeredet, um Konflikte zu vermeiden.

6.1 Was die Hausärztin tun kann

Als Hausärztin komme ich früh und bei verschiedenen Beratungsanlässen in Kontakt mit Betroffenen und kann Zusammenhänge wahrnehmen und zurückmelden. In unserer Praxis fragen wir bei jedem Gesundheitscheck wie nach fehlendem Impfschutz nach Belastungen im privaten und beruflichen Umfeld. Damit wird ein Thema erstmal benannt und in den Kontext zum Gesundbleiben gesetzt. Schildern dann Patienten, was sie belastet, so schließt sich die Frage nach Handlungsoptionen an. So kann ich auch in der knapp bemessenen Zeit im Kassenarztwesen Impulse setzen und eine Richtung weisen. Lassen sich Patienten oft krankschreiben oder erbitten sie eine von mir als ungewöhnlich lang empfundene Auszeit bei einer banalen Ursache, so liegt die Frage nach der beruflichen Situation auf der Hand. Wir betreuen Patienten kontinuierlich und sehen sie immer wieder, so dass das Thema immer mal aufgegriffen werden kann: „Und, wie läuft es bei der Arbeit mittlerweile? Hat das Gespräch mit dem Chef stattgefunden und sich die Lage verbessert?".

Hausärztliche Betreuung bietet ein niedrigschwelliges Angebot einer anteilnehmenden Begleitung, eine Möglichkeit, dem Patienten den Zusammenhang zwischen seinen Beschwerden und seinen Belastungen zu vermitteln, den er selbst mitunter zunächst gar nicht herstellt. Ich kann Hoffnung auf Besserung vermitteln und durch die Frage nach Handlungsoptionen Veränderungsimpulse fördern.

Darüber hinaus kann ich mit Patienten abwägen, ob arbeitsrechtlicher Beistand notwendig ist und auf spezielle Beratungsangebote wie Mobbingberatungsstellen aufmerksam machen.

6.1.1 Der gelbe Schein – vom Sinn und Unsinn der Arbeitsunfähigkeit

In der Einleitung erzähle ich vom Polizisten Jakob, der nur mit Hilfe einer Krankschreibung sein Problem lösen könnte. Wie Jakob nutzen viele Patienten Krankschreibung als Reißleine, als Notlösung, wenn es gar nicht mehr zu gehen scheint.

6.1.1.1 Formalitäten einer Krankschreibung

Zunächst einige Worte zu den rechtlichen Grundlagen. Eine Krankschreibung ist von einer Krankmeldung zu unterscheiden! Die formlose Meldung (meist per Telefon) muss unverzüglich erfolgen und bei Dienstbeginn vorliegen, sonst verstoßen Arbeitnehmer gegen ihre arbeitsvertraglichen Pflichten. Dauert eine Krankheit drei Tage oder länger, muss dem Arbeitgeber auf jeden Fall eine ärztliche Bescheinigung spätestens am vierten Tag vorliegen. Achtung: Der Arbeitgeber ist berechtigt, die Vorlage der ärztlichen Bescheinigung früher zu verlangen! Der Arbeitgeber wird in seinem Anteil der Bescheinigung nicht über die Diagnose informiert. Gründe für die ärztliche Bescheinigung einer Arbeitsunfähigkeit sind gesetzlich wie folgt festgelegt: „Arbeitsunfähigkeit liegt vor, wenn Versicherte auf Grund von Krankheit ihre zuletzt vor der Arbeitsunfähigkeit ausgeübte Tätigkeit nicht mehr oder nur unter der Gefahr der Verschlimmerung der Erkrankung ausführen können. Bei der Beurteilung ist darauf abzustellen, welche Bedingungen die bisherige Tätigkeit konkret geprägt haben. Arbeitsunfähigkeit liegt auch vor, wenn auf Grund eines bestimmten Krankheitszustandes, der für sich allein keine Arbeitsunfähigkeit bedingt, absehbar ist, dass aus der Ausübung der Tätigkeit für die Gesundheit oder die Gesundung abträgliche Folgen erwachsen, die Arbeitsunfähigkeit unmittelbar hervorrufen.", so zu lesen in § 2 Absatz 1 der Arbeitsunfähigkeitsrichtlinie in der Fassung von 2016.

Meine hausärztlichen Diagnosen lauten häufig: Psychosomatische Dysregulation oder Erschöpfungssyndrom plus arbeitsbedingte Herausforderung.

> Ich empfehle dringend, gerade bei Konflikten mit dem Arbeitgeber, penibel darauf zu achten, dass alles fristgemäß vorliegt, möglichst gleich am ersten Tag persönlich den Hausarzt aufzusuchen und Verlängerungen der Krankschreibung ohne Pause zu erwirken.

Nach sechs Wochen einer Krankschreibung mit der gleichen Diagnose endet die Verpflichtung zur Lohnfortzahlung im Krankheitsfall durch den Arbeitgeber. Die Patienten bekommen dann Krankengeld von der Krankenkasse in Höhe von 70 Prozent des Arbeitsentgelts für maximal eineinhalb Jahre. Bei längerer Arbeitsunfähigkeit kann es sein, dass der Medizinische Dienst der Krankenkassen eingeschaltet wird, um zu überprüfen, ob die Krankschreibung berechtigt ist. Leider entscheidet dieser oftmals nach „Aktenlage" ohne Begutachtung des Patienten, dass dieser arbeitsfähig sei.

6.1.1.2 Krankschreibung – was ist zu beachten?

Wie verhalte ich mich in der Krankschreibung? Es gibt allerlei zu beachten und einige Dinge, von denen es gut ist, vorher um sie zu wissen.

Oft fragen Kollegen oder Vorgesetzten nach dem Grund für die Krankmeldung. Manche Patienten planen, körperliche Diagnosen vorzuschieben, weil Diagnosen aus dem psychischen Bereich immer noch schambesetzt sind. Verstricken Sie sich nicht in Lügen. Den Arbeitgeber geht die Diagnose schlicht und einfach nichts an, er überschreitet seine Kompetenzen, wenn er danach fragt. Auch wenn es in der Absicht geschieht, zu helfen.

Ich empfehle in aller Regel, freundlich zu antworten: „Herzlichen Dank für Ihr Interesse, aber darüber möchte ich nicht sprechen/das geht Sie nichts an".

Versuchen Kollegen oder Vorgesetzte während der Krankschreibung Kontakt aufzunehmen, um Fragen zu klären, die mit Arbeitsprozessen zusammenhängen, so rate ich zu möglichst großer Abstinenz, bei wiederkehrenden Anfragen dazu, nicht ans Telefon zu gehen. Es ist in der Regel auch ohne Kontakte schwer genug, Abstand zur Arbeit zu finden. Die Welt dreht sich weiter ohne Sie.

Krankschreibung erfordert keine Bettruhe! Viele Patienten scheuen sich, das Haus zu verlassen, aus Angst gesehen zu werden und Zweifel an der Arbeitsfähigkeit zu wecken. Im Gegenteil, sinnvolle Maßnahmen zur Wiederherstellung der Arbeitsfähigkeit sollten ergriffen werden. Dazu kann Sport, Einkaufen, um etwas Frisches zu kochen, und das Gespräch beim Kaffee mit einem Menschen, bei dem Sie mal alles abladen können, gehören. Strukturieren Sie Ihre Tage, entwerfen Sie ein Kurprogramm für sich selbst, so eines, wie Sie es für Ihre beste Freundin entwerfen würden. Verordnen Sie sich viel Schlaf und Bewegung im Grünen und wenig Medienkonsum. Die Zeit des Krankseins ist auch nicht der geeignete Moment, sich in den Haushalt zu stürzen und sich um all das zu kümmern, was zu Hause liegen geblieben ist. Bügeln Sie nur, wenn bügeln Sie entspannt.

Das Problem des mangelnden Abstands von den beruflichen Sorgen wurde bereits im Abschnitt Grenzen (vgl. 2.4.4) angeschnitten. Rechnen Sie damit, dass die Gedanken sich weiter um die Arbeit drehen, ungelöste Probleme beschäftigen unser Gehirn nun mal. Hilfreich ist es, alles aufzuschreiben, was geschehen ist und was Sie bewegt. Bitte maximal eine Stunde lang schreiben, dann klappen Sie das Buch zu und widmen sich etwas Schönem.

Viele Patienten berichten beim Herausnehmen aus der Arbeit, dass sie in ein tiefes Loch fallen und erst dann merken, wie erschöpft sie eigentlich sind. Erschrecken Sie nicht, wenn das geschieht, Sie sind damit nicht alleine!

> Je tiefer die Erschöpfung ist, je länger der Dauerstress anhielt, desto länger braucht der Erholungsprozess.

Ein starker Drang, möglichst bald wieder arbeiten gehen zu wollen oder zu müssen, obwohl die Kraft noch nicht wieder da ist, sollte Ihnen immer verdächtig vorkommen. „Drückeberger" und unberechtigtes Krankfeiern kenne ich auch, aber ich erlebe es sehr viel seltener als Patienten, die aus falsch verstandenem Pflichtbewusstsein oder bei großem Druck eine sinnvolle und notwendige Krankschreibung ablehnen. Die Aussage „Das geht gar nicht, das kann ich nicht machen!" lässt mich immer misstrauisch werden. Oft kann die ärztliche Anordnung hier entlasten, so schlage ich manchmal vor: „Sagen Sie Ihrem Chef, Sie wollten weiterarbeiten, aber Ihre Hausärztin hat darauf bestanden, Sie krankzuschreiben, geben Sie mir die Schuld". Gehen Arbeitnehmer krank arbeiten, so nennt man dies Präsentismus. Es verursacht Belastungen und Kosten durch eine verringerte Arbeitsproduktivität und erhöhte Fehleranfälligkeit. Präsentismus lässt sich nur schwer messen. Man vermutet, dass auf jeden Beschäftigten, der krank zu Hause bleibt, zwei kommen, die krank zur Arbeit gehen. Die Dauer einer Krankschreibung hängt vom Verlauf und der Geschwindigkeit der Erholung ab. Ich bestelle die Patienten in der Regel vor Ablauf der Krankschreibung wieder ein, um gemeinsam Resümee zu ziehen und zu besprechen, wie es weitergeht.

Die Krankschreibung selbst löst leider keine Probleme. Sie ermöglicht eine gewisse Erholung und Kräftigung. Manchmal können Patienten erst handlungsfähig werden, wenn sie Abstand gewinnen und gut schlafen. Manche Patienten resignieren und fordern immer wieder diese Auszeiten, oft unter Vorwänden mir gegenüber, ohne etwas zu unternehmen, um ihre Situation grundlegend zu verbessern. Durch diese regelmäßigen „Extraurlaube" erhalten sie sich grade eben die Fähigkeit, weiter zu funktionieren – meines Erachtens keine optimale Lösung. Ein Herausnehmen aus dem beruflichen Umfeld sollte immer verbunden werden mit der Suche nach Lösungen oder Alternativen im Außen und im Innen. Bedenken Sie dabei, dass die Fähigkeit, gute Entscheidungen zu treffen, unter Dauerstress deutlich reduziert ist. In der Phase der schweren Erschöpfung empfehle ich eher ein Brainstorming im Sinne von weit werden und die Möglichkeiten entdecken als schwerwiegende Entscheidungen zu treffen. Betriebsärzte wünschen sich übrigens frühzeitigen Kontakt bei berufsbedingten Ausfällen, um bei notwendigen Anpassungen des Arbeitsplatzes mitwirken zu können.

Nach Kündigungen bitten Patienten oft um eine Krankschreibung für die verbleibenden zu arbeitenden Tage, bevor die Kündigung greift. Nicht selten erleben Patienten, dass die abgeklungenen körperlichen Beschwerden mit der nahenden Wiederaufnahme der Arbeit wieder auftreten. Bei Mobbing nehmen die Schikanen bei Kündigung in der Regel noch zu, eigentlich absurd, aber leider wahr. Natürlich ist es schöner, einen neuen Job nicht völlig erschöpft und ausgebrannt anzutreten, sondern mit aktiv funktionierender Großhirnrinde. Hier ist im Einzelfall abzuwägen, ob die rechtlichen Voraussetzungen zur Bescheinigung einer Arbeitsunfähigkeit gegeben sind. Manchen Patienten rate ich bewusst, nach der Kündigung zum bestehenden Arbeitsplatz zurückzukehren, um in diesem Kontext zu üben, sich besser abgrenzen zu können. Oft sehen Patienten die Kündigung als das Schlimmste an, was passieren kann. Doch wurde sie bereits ausgesprochen, so kann der Betreffende im alten Betrieb neue Verhaltensweisen probieren, z. B. pünktlich Feierabend machen und mal Aufgaben ablehnen, ohne dass schwerwiegende Sanktionen drohen.

Nach längerer Krankheit ist in der Regel eine stufenweise Wiedereingliederung sinnvoll. Patienten und Arzt planen gemeinsam die wöchentliche Steigerung der Arbeitszeit. In diesem Schutzraum kann ich bestimmte Tätigkeiten (z. B. Nachtdienst oder schwere Lasten tragen) ausschließen. Der Arbeitgeber zahlt keinen Lohn, erhält den Beschäftigten quasi als Extrakraft geschenkt, der Arbeitnehmer trägt weiter die Gehaltseinbußen durch das Krankengeld. Dieses Wissen erleichtert es manchen Patienten, wirklich darauf zu bestehen, dass Arbeitszeiten und Ausschlüsse eingehalten werden.

Ist ein Ende der Arbeitsunfähigkeit nicht in Sicht, weil die Rückkehr an den bestehenden Arbeitsplatz unmöglich erscheint, so kann der Hausarzt zur Kündigung aus gesundheitlichen Gründen raten. Ein solches Attest ermöglicht es dem Betreffenden, ein zerrüttetes Arbeitsverhältnis zu beenden, ohne vom Arbeitsamt mit einer Sperrung des Arbeitslosengeldes sanktioniert zu werden.

6.1.2 Medikamente

„Psychopharmaka sind kein Ersatz für gute Arbeitsbedingungen" (Bauer 2013). Treffender lässt es sich nicht ausdrücken. Schlafstörungen und Stimmungstiefs medikamentös zu lindern, ist aus meiner hausärztlichen Erfahrung nur extrem selten sinnvoll. Erhalte ich die Arbeitsfähigkeit mit Psychopharmaka aufrecht, so droht eine fortgeschrittenere Überlastung als ohne, im Grunde zögert es den Zusammenbruch heraus und der Sturz fällt dann noch tiefer aus. Ist es am Ende eines langen Prozesses zum Vollbild einer Depression gekommen, so kann im Einzelfall eine Behandlung mit Antidepressiva notwendig werden, die eine Psychotherapie erst möglich machen und begleiten können.

Und wie steht es mit Naturheilmitteln? „Rosenwurz – Die Anti-Stress-Pflanze für mehr Wohlbefinden", „ZEN Burn-out Control Kapseln von Vitality Nutritionals", „OmniBiotic Stressbeutel" „Vitalpilze" „Doppelherz® aktiv Stress – Gute Nerven Tabletten" – diese Liste der Werbeversprechen ließe sich beliebig fortsetzen. Wie bequem, nur eine Pille einzuwerfen, um den Stress zu bewältigen, doch leider nicht allen Ernstes eine effektive Lösung. Mit der Not der Menschen lässt sich viel Geld verdienen.

„Können Sie bitte mal im Blut nachschauen, was mir fehlt, ich bin immer so müde", so lautet der Arbeitsauftrag von Patienten gerne. In solchen Fällen kann ich mit hoher Treffsicherheit vorhersagen, dass kein Vitamin oder sonstiger „Nährstoff" fehlt, sondern schlicht die Belastungsgrenze überschritten ist. Da helfen leider keine Pillen, auch keine Mikronährstoffe, kein Vitamin D oder was der Markt sonst so bereithält.

6.2 Psychotherapie

Nicht jeder braucht sie, aber wer sie braucht, bekommt sie oft nicht. In unserem Gesundheitssystem übersteigt der Bedarf an Psychotherapie, die von den Krankenkassen finanziert wird, das Angebot bei weitem. Dies führt zu erheblichen Zugangsschwierigkeiten und Wartezeiten, die eine Chronifizierung begünstigen.

Es ist gar nicht so leicht, festzustellen, wer eine Psychotherapie benötigt. Einerseits sind die Grenzen zu Beratung und Coaching fließend und nicht klar definiert. Die Medizin arbeitet mit Krankheitsklassifikation, definiert z. B. Depression und Angststörungen als Indikation für eine Psychotherapie. Wo der Therapiebedarf wirklich beginnt, lässt sich schwer greifen. Bei den Patienten, die mich darauf ansprechen, dass sie gerne eine Therapie machen würden, habe ich selten Zweifel, dass es sinnhaft ist. Umgekehrt haben Patienten, denen ich eine Psychotherapie vorschlage, häufiger Zweifel und lehnen diese für sich ab. Eine für den Laien gut lesbare Übersicht zur Orientierung über Psychotherapie bietet das Buch von Martin Grabe (2017): Wie funktioniert Psychotherapie?

Gute Erfahrungen haben einige meiner deutlich beeinträchtigten Patienten mit bedrohter Arbeitsfähigkeit mit der Behandlungsform Psychosomatische Tagesklinik gemacht. Dabei sind psychosomatisch ausgerichtete Einrichtungen der klassischen psychiatrischen Tagesklinik deutlich vorzuziehen. Um dort aufgenommen zu werden, muss man einige Wochen warten, doch ist die Tagesklinik leichter zugänglich als eine Psychotherapie. So ein mehrwöchiges Intensivprogramm am Wohnort endet häufig mit der Empfehlung, eine psychotherapeutische Begleitung anzuschließen, schafft jedoch erstmal eine gute Basis und Kräftigung, insbesondere wenn die Einrichtung auf Themen wie Burn-out spezialisiert ist.

6.3 Ich brauch 'ne Kur!

Bei Berufstätigen ist die gesetzliche Rentenversicherung zuständig für eine Maßnahme der gesundheitlichen Rehabilitation – so lautet die offizielle Bezeichnung der „Kur". Damit eine solche Rehabilitationsmaßnahme bewilligt wird, müssen zwei Bedingungen erfüllt sein. Zum einen muss die Arbeitsfähigkeit nachweislich bedroht sein. Das bedeutet, wer Präsentismus betreibt und keine Arbeitsunfähigkeitszeiten aufweist, weil er sich krank zur Arbeit schleppt, hat geringere Chancen auf eine Bewilligung. Zum zweiten müssen die ambulanten Maßnahmen vorher ausgeschöpft sein. Bei Rückenschmerzen sollte z. B. also Krankengymnastik gemacht worden sein. Psychosomatische Rehas werden gerne mit der Begründung abgelehnt, der Patient solle erst mal Psychotherapie machen, wo sich die Katze angesichts der Zugangsschwierigkeit dorthin in den Schwanz beißt. Von der Antragsstellung durch den Hausarzt über die Bewilligung oder Ablehnung bis zur Durchführung vergehen in der Regel mehrere Monate. Der Nutzen einer Rehamaßnahme kann sehr verschieden sein und hängt sehr von der Qualität, dem Personalbestand und der Ausrichtung der Einrichtung ab. Ich erinnere mehrere Patienten, die sehr profitiert haben. Auf die Auswahl der Klinik hat der Patient nur wenig Einfluss, die Rentenversicherung selbst entscheidet über die Zuweisung in eine ihrer Einrichtungen.

Literatur

Bauer, J. (2013). Arbeit. *Warum sie uns glücklich oder krank macht.* Heyne, München
Grabe, M. (2017). *Wie funktioniert Psychotherapie?* Stutttgart: Schattauer.
Prieß, M. (2019). *Burnout kommt nicht nur von Stress: Warum wir wirklich ausbrennen – und wie wir zu uns selbst zurückfinden.* München: Goldmann.

7

Inspiration und Lösungswege

„Wer werden will, was er sein sollte, der muss lassen, was er jetzt ist." Meister Eckhart

> Hier werden Aspekte der vorhergehenden Kapitel wieder aufgegriffen und besonders intensiv an Fallbeispielen illustriert. Dabei geht es überwiegend um gelungene, individuelle Lösungen, wie Menschen im Unternehmen besser zurechtkommen oder einen neuen guten Platz in der Arbeitswelt finden. Ganz am Ende weite ich den Blick auf Gesundheit im umfassenden Sinne, die Bedeutung von Wohlbefinden und drei Wege zum erfüllten Leben.

Das abschließende Kapitel widmet sich nun Lösungen und Erfolgsgeschichten, in der Hoffnung, Mut zu machen, die Vielzahl der Optionen abzuwägen und zum Losgehen zu ermuntern. Wie kann ich gesund bleiben und wieder gerne arbeiten?

7.1 Im Unternehmen besser zurechtkommen

In der Beratung ist meine erste Priorität immer, zu erforschen, was es braucht, um mit dem bestehenden Arbeitsplatz besser zurechtzukommen. Dies macht allein deshalb Sinn, weil ungelöste Problemkonstellationen sich häufig am nächsten Arbeitsplatz leicht abgewandelt wiederholen. Ansätze dazu wurden in den vorangegangenen Kapiteln ausführlich erörtert.

7.1.1 Was ich denke, prägt, was ich fühle

Beispiel

Als Hausärztin bin ich im Kassenärztlichen Notdienst tätig, das heißt, einmal im Monat mache ich Hausbesuche bei Patienten, die außerhalb der Sprechstunde, also abends, nachts oder an Wochenenden und Feiertagen, über die Telefonnummer 116117 ärztliche Hilfe anfordern. Meine Schicht dauert meistens neun Stunden und ich bin mehr oder weniger ohne Pausen unterwegs von einem Patienten zum nächsten. Ein Mitarbeiter eines medizinischen Transportunternehmens fährt und begleitet mich durch den Norden Hamburgs. Das ist anstrengend. Am meisten strengte mich lange Jahre aber mein Ärger darüber an, wie Patienten – meines Erachtens – den Notdienst „missbrauchen". Dies kann vielfältige Formen annehmen. Aus meiner Sicht ist eine Inanspruchnahme sinnvoll, wenn eine gravierende, akute Erkrankung vorliegt, nicht hingegen bei Rückenschmerzen seit zwei Wochen, einem banalen Husten seit gestern, einer langjährigen psychischen Problematik, weil die Öffnungszeiten des Hausarztes nicht komfortabel genug sind oder der Patient gar keinen Hausarzt hat. Wie kann man deswegen den Notdienst rufen?!? Ich habe mich lange ausgiebig über die Bequemlichkeit von Patienten, übertriebene Wehleidigkeit, erhöhte Anspruchshaltung und fehlende Fähigkeit zur Durchführung einfacher Hausmittel und Selbsthilfemaßnahmen geärgert. Mir war und ist bewusst, dass meine Werte nicht identisch mit denen anderer Menschen sind, trotzdem verbrachte ich viele Stunden mit Bewertung, Abwertung und Ärger. Die Entscheidung, ob ein Besuch veranlasst wird, treffe nicht ich, sondern andere. Leider begünstigt das System eine Überinanspruchnahme in mehrfacher Hinsicht. Einerseits dürfen die Telefonisten in der Zentrale nicht versehentlich wirklich Kranke ablehnen und am Telefon ist die Lage nicht gut einzuschätzen. Andererseits werden die Notdienstärzte per Einsatz bezahlt, so dass es eigentlich lukrativer ist, wegen „Pillepalle" auszurücken. Zum dritten wird der Notdienst beworben, um die banal Erkrankten aus den Krankenhausambulanzen rauszuhalten. Mittlerweile gelingt es mir immer besser zu sehen, dass ich als Teil eines Überinanspruchnahme fördernden System mir mit dem Ärgern nur selbst die Stimmung vermiese und dass die subjektive Not eines medizinischen Laien sehr variabel ist. Wichtig war auch, ernsthaft zu erwägen, diese Arbeit aufzugeben und den Einkommensverlust dafür in Kauf zu nehmen. Ich habe mir vor Augen geführt, worauf ich dann verzichten müsste, denn diese Arbeit wird deutlich besser bezahlt als der normale Praxistag. Die bewusste Entscheidung, es unter diesen Bedingungen weiter zu tun, fühlt sich anders an als vorher. Ich achte bewusst auf positive Aspekte, genieße beim Gefahrenwerden die schönen Anblicke in der Stadt und freue mich mehr an der Dankbarkeit entängstigter Patienten. Ärgere ich mich doch mal, merke ich es bald und kann mich immer besser entscheiden, es sein zu lassen.

In diesem Beispiel wurden einige Aspekte aus den früheren Kapiteln veranschaulicht, unter anderem realistische Erwartungen, eine bewusste Entscheidung nach Abwägen der Kosten, eine Abwendung von dysfunktionalen Bewertungen und eine Hinwendung zu Dingen, die positive Gefühle auslösen. Darüber hinaus verändert es die Wahrnehmung, wenn ich meinen inneren Antreiber („Sei stark") zähme und mich nicht mehr länger als hilfloses Opfer fühle, das mit vermeintlich unsinnigen Arbeiten beschäftigt wird.

> Fragen zur inneren Einstellung
>
> - Welches kleine Wunder müsste geschehen, damit ich mich an meinem Arbeitsplatz weniger aufreibe, weniger negative Gefühle empfinde?
> - An welcher Stelle bin ich am empfindlichsten? Wo rege ich mich unnötig auf?
> - Welcher Antreiber macht mir das Leben am meisten schwer?
> - Was kann ich aktiv verändern, womit muss ich mich am bestehenden Arbeitsplatz abfinden?
> - Was gefällt mir alles an meiner Tätigkeit, den Kollegen und den Arbeitsbedingungen? Wo bekomme ich positive Rückmeldungen?
> - Wie gehen andere mit der Belastung um? Welche Strategien, die mir vielleicht zunächst fremd sind, könnten mich bereichern? Wie könnte ich mir eine Scheibe von anderen abschneiden?

7.1.2 Wehrt Euch!

Solange Arbeitnehmer den nach unten weiter gegebenen Druck auffangen, gibt es keinen Grund für Unternehmen, etwas zu ändern. Sie erinnern sich an die Einstein'sche Definition des Wahnsinns, wie bisher weiterzumachen und ein neues Ergebnis zu erwarten?

Unternehmen mit zu dünner Personaldecke nutzen aus meiner Sicht die Solidarität der Beschäftigten untereinander systematisch aus. „Ich kann mich nicht krankschreiben lassen, ich weiß doch, dass meine Kollegin das ausbaden muss … weil ich die Stellung halten muss in der Urlaubszeit … weil ich so viel Arbeit auf dem Schreibtisch habe … etc. pp." Ich sage dann manchmal „Personalplanung ist nicht Ihre Aufgabe, sondern die Ihres besser bezahlten Vorgesetzten" und staune über die Tendenz zur Selbstausbeutung aus Solidarität, wenn Patienten mit schweren Infekten zur Arbeit gehen. Dass sie dort Erreger verteilen und andere anstecken und so die personellen Kapazitäten weiter schwächen, sei nur am Rand bemerkt.

Die Solidarität ist meist weniger stark, wenn es um einen gemeinsamen Widerstand gegen die Arbeitsbedingungen geht. „Ich würde ja was sagen, nur allein mag ich nicht und die Kollegen trauen sich nicht", das höre ich oft.

> Wenn Greta Thunberg erst ihre ganze Schulklasse hätte überzeugen wollen, mit ihr freitags zu demonstrieren statt in die Schule zu gehen, gäbe es heute sicher keine globale Klimabewegung.

Sich nicht nur für die eigenen Belange, sondern auch für andere für bessere Arbeitsbedingungen einzusetzen kann unter anderem im Rahmen einer Mitarbeit im Betriebsrat möglich sein. Meist werden für die alle vier Jahre stattfindenden Wahlen Menschen gesucht, die sich engagieren möchten. Bei einem Freund führte sein Engagement dort letztlich sogar zu einer teilweisen Befreiung von der eigentlichen Aufgabe im Unternehmen und einem befriedigenden neuen Tätigkeitsfeld.

- Überlastung kommunizieren und belegen
- Aufgaben ablehnen bzw. Prioritäten klären: Was soll ich liegen lassen, wenn ich diese Aufgabe zusätzlich übernehme? Wem kann ich etwas abgeben?
- Wo wird die vereinbarte Arbeitszeit systematisch überschritten? Wie wird Mehrarbeit zeitnah und adäquat ausgeglichen?
- Welche Aufgaben wurden bei Einstellung vereinbart bzw. sind im Arbeitsvertrag festgelegt? Wie sehen die realen Aufgaben aus? Welche Aufgaben würde ich gerne abgeben?
- Wo hakt es an der Kommunikation? Wer vergreift sich immer wieder mir gegenüber im Ton?
- Was würde mir das Leben erleichtern? Gehen Sie alles durch, von den Arbeitszeiten bis zum Kollegen im Zimmer.

Ich plädiere für ein entschiedenes „Wehrt euch!", zum Beispiel durch folgende Schritte:

Wie man produktive Mitarbeitergespräche mit der Vorgesetzten führt, habe ich bereit im Abschn. 2.4.2 erläutert.

7.1.3 Homeoffice

In der Zeit der Coronaepidemie wurde das Homeoffice plötzlich ausgiebig genutzt und all seine Vor- und Nachteile kamen ans Licht. Bei anhaltenden und nicht lösbaren Konflikten mit Kollegen kann ein teilweises oder vollständiges Ausweichen auf einen Arbeitsplatz zuhause zur Lösung beitragen. Oft sagen gestresste Arbeitnehmer, dass sie die Arbeit an sich gerne tun, nur die äußeren Umstände so unangenehm sind, die im Homeoffice naturgemäß deutlich reduziert werden. Hier herrschen Ruhe, mehr Selbstbestimmtheit, weniger externe Kontrolle, eine flexiblere Arbeitszeitgestaltung und der Aufwand für den Weg zur Arbeit fällt weg. Dazu braucht es eine gewisse Selbstdisziplin. Interessanterweise zeigt eine kleine, nicht repräsentative Studie der Universität Hamburg (2018), dass Menschen, die zuhause arbeiten, keineswegs mehr Zeit für Privates in der Arbeitszeit nutzen. Im Gegenteil, sie arbeiten länger und machen tendenziell seltener Pausen. Das Arbeiten zuhause weicht Grenzen zwischen Privat- und Arbeitsleben auf, was selbstgefährdendes Verhalten, wie Weiterarbeiten trotz Krankheit, begünstigen kann. Deshalb ist ein guter, also nach ergonomischen Regeln eingerichteter und klar vom Privaten abgegrenzter Arbeitsplatz eine notwendige Voraussetzung fürs Gelingen. Am Ende des Tages abzuschalten, fällt vielen im Homeoffice Tätigen schwer. Hier empfiehlt sich ein Feierabendritual, das nach Arbeitsschluss eine deutliche Grenze setzt. Sie könnten sich z. B. vor Augen führen, was Sie heute alles geschafft und haben, eine ToDo Liste für den kommenden Tag anlegen, bewusst alles ausschalten und wegräumen, sich recken, strecken und dann ausschütteln, zu sich selbst „gut gemacht, Feierabend" sagen und einmal um den Block gehen. Weitere Anregungen dazu finden Sie in Abschn. 2.4.3. Täglich durchgeführte, immer gleiche Handlungen signalisieren unserem Unterbewusstsein, dass ein Wechsel geschieht.

Ein gutes soziales Umfeld bietet Möglichkeiten zum Austausch, zur gegenseitigen Unterstützung, Inspiration und soziale Kontakte. All dies ist im Homeoffice vermindert möglich. Das bei Mobbing beliebte Instrument der Ausgrenzung, durch Verweigerung der Anerkennung der Zugehörigkeit zum Team, wird durch eine Sonderposition in Heimarbeit möglicherweise verstärkt. Auch ist die Kommunikation in Videokonferenzen weniger verbindend und klärend als die im persönlichen Kontakt. Vermutlich eignet sich eine Kombination aus Zeiten zuhause und im Büro oft am besten, um die Vorteile zu nutzen und die Nachteile auszugleichen.

7.1.4 Innerbetriebliche Umorientierung

> **Beispiel**
> Filiz war schon lange als Teamleiterin in der Kundenbetreuung tätig. Mit dem Wechsel der Vorgesetzten begann eine Leidenszeit, sie fühlte sich nicht mehr gewollt, berichtete von anhaltender und wiederkehrender Kritik, nicht nur an ihrer Arbeit, sondern auch an ihrem Aussehen und der Farbe ihrer Fingernägel. Sie entwickelte wiederkehrende Unterbauchschmerzen, für die keine körperliche Ursache gefunden wurde, aß nicht mehr, wurde untergewichtig, schwach, schwindelig, klagte über Haarausfall. Es sei die Hölle dort für sie. Den Platz zu räumen, wie ihre neue Vorgesetzte ihr nahelegte, kam ihr ungerecht und wie ein Eingeständnis von Schwäche vor. Nach anderthalb schweren Jahren entschied sie sich dann doch, in eine andere Abteilung im gleichen Unternehmen zu wechseln, gab sogar die Personalverantwortung ohne Gehaltseinbußen ab. Glücklich und schon 1,5 Kilogramm schwerer kam sie fünf Monate nach dem Wechsel wegen einer Erkältung zu mir, erzählte strahlend, wie wertschätzend der neue Chef sein und dass sie nicht mehr so oft krank sei und so glücklich über diesen Schritt. Sie dürfe jetzt in Ruhe ihre Arbeit machen.

Der Wechsel der Abteilung im bestehenden Unternehmen kann einen Neuanfang ermöglichen. Eine andere Lösung besteht in der Abgabe von Verantwortung und dem Zurückgehen um eine Hierarchieebene. Von der Abteilungsleitung zur Kollegin, von der Einsatzdisposition in den Einsatz. Gerade auf mittleren Ebenen wie Teamleitungen lastet oft ein hoher Druck von oben, den nach unten weiterzugeben – vor allem wenn man von dort kommt – die Betroffenen in große Gewissenskonflikte stürzen kann. Der Preis des Zurückgehens auf die Stufe, von der man kam, kann neben einem verringerten Einkommen im Gefühl des Scheiterns liegen.

Beispiel
Hanna, eine ältere Erzieherin, die die Leitung der Kita abgeben musste, weil sie merkte, dass sie sich damit übernommen hatte, quälte sich mit Versagensgedanken. Ich bot ihr eine alternative, entlastende Sichtweise darauf an: Sie hat sich getraut, etwas Neues zu probieren und dabei rausgefunden, dass es nichts für sie ist. Daraus zieht sie nun die Konsequenzen.

Der Verzicht auf besser bezahlte Arbeit zu Unzeiten oder die Verringerung der Wochenarbeitszeit können ebenfalls die Belastung deutlich verringern. Einkommens- und Prestigeeinbußen erleben viele Menschen als sehr hohen Preis. Oft beruht die Einschätzung, dass es mit weniger Geld nicht gehe, jedoch auf diffusen Gefühlen und nicht auf konkreten Berechnungen, die unbedingt zu empfehlen sind. Dagegen stehen die höhere Lebensqualität und die Entlastung von übermäßiger und bedrückender Verantwortung. Findet sich am bestehenden Arbeitsplatz bzw. im derzeitigen Unternehmen keine Lösung, bleibt nur die Abwägung zwischen Aushalten oder Weggehen. Wird der bestehende Arbeitsplatz aufgegeben, kann es im Anschluss auf sehr verschiedenen Wegen weitergehen.

7.2 Einen neuen guten Platz in der Arbeitswelt finden

7.2.1 Ist es woanders besser?

Einigen Patienten gelingt es, vom bestehenden Arbeitsverhältnis aus eine neue Stelle zu finden, bei der sie im Großen und Ganzen die gleiche Arbeit nur in einem anderen Unternehmen mit besserem Betriebsklima und Arbeitsbedingungen leisten.

> **Beispiel**
> Der 28-jährige Michael arbeitete als Gas- und Wasserinstallateur in einem Handwerksbetrieb mit häufigen Diensten, vielen unbezahlten Überstunden und gefühlt hoher Ungerechtigkeit in der Aufteilung von insgesamt zu viel anfallender Arbeit. Er kündigte fristgerecht und arbeitet nun bei einem städtischen Unternehmen in der Wasserversorgung, mit einer geregelten Arbeitszeit, ausreichender personeller Besetzung und bewältigbarem Arbeitsanfall. Die geringen Einkommenseinbußen durch Wegfall der vielen Bereitschaftsdienste werden durch die sehr viel bessere Lebensqualität mehr als ausgeglichen, sagt er.

Auf den ersten Blick scheint ein Wechsel zu einem anderen Arbeitgeber die einfachste Lösung zu sein, doch gelingt sie nicht immer so reibungslos. Die Gefahr, in einem anderen Handwerksbetrieb ähnliche Verhältnisse vorzufinden, wäre für Michael hoch gewesen. Ich kenne einige Patienten, die nach einem hoffnungsvollen Wechsel kurze Zeit später in der gleichen Lage waren wie vorher. Dennoch unterscheiden sich auch Unternehmen, die unter ähnlichen Bedingungen im Markt sind. Es gibt Untersuchungen über Burnout von ganzen Unternehmen (Bruch 2012). Tappen Unternehmen in eine „Beschleunigungsfalle", so überlasten sie ihre sich permanent an der Leistungsgrenze bewegenden Mitarbeiter anhaltend. In solchen Unternehmen folgt auf eine Phase mit guten Gewinnen schließlich ein Gewinneinbruch. Große Unternehmen geraten häufiger in solche Prozesse als kleine. Schnell wachsende Unternehmen sind laut Westerlund (2004) mit höherem Krankenstand assoziiert.

Suchen Sie nach Firmen, die sich besonders positiv auszeichnen durch Präventionsprogramme in Bezug auf psychische Erkrankungen oder psychologische Beratung für Mitarbeiter. Nichts spricht dagegen, bei einem Vorstellungsgespräch danach zu fragen, welches betriebliche Gesundheitsmanagement eine Firma vorhält.

> Wann immer wir weggehen, nehmen wir uns selbst mit.

Um woanders besser klarzukommen, ist es essentiell wichtig, sich der eigenen Anteile bewusst zu sein, die mit zu den Schwierigkeiten beigetragen haben. Gerade in der Startphase, die nicht selten zugleich eine Probezeit ist, möchte man einen guten Eindruck machen und zeigen was man kann. So fällt das „Nein" sagen und sich Abgrenzen in der ersten Zeit besonders schwer, und ehe man es sich versieht, gerät man erneut in die Überlastung. Beginnt man neu, sollte man versuchen, die ungeschriebenen Regeln und die Kommunikationskultur im neuen Unternehmen rasch zu verstehen. Und, wenn

Sie vom Regen in die Traufe gekommen sind: eine Probezeit ermöglicht es beiden Seiten, dem Unternehmen und dem Beschäftigten, herauszufinden, ob sie zusammenpassen. Oft werden Beschäftigte von der Angst dominiert, nicht übernommen zu werden und versäumen es, sich zu fragen, ob sie dort einen guten neuen Platz gefunden haben.

7.2.2 Zeitarbeit

> **Beispiel**
>
> Jennifer, eine 32-jährige Krankenschwester, hatte eine fachlich anspruchsvolle Stelle in einer Intensivpflegeeinheit. Sie war dort sehr unglücklich und fühlte sich von den anderen Mitarbeiterinnen zu Unrecht als wenig leistungsfähig abgestempelt. Dann bekam sie unklare, langanhaltende Handgelenksschmerzen. Die Unmöglichkeit, die Hand schmerzfrei zu benutzen, führte zu einer längeren Krankschreibung, die ihren Ruf in der Abteilung weiter schädigte. Alle Versuche, dort Fuß zu fassen, scheiterten. Als sie nach einer Weile in die Praxis kam, berichtete sie begeistert, dass sie gekündigt und in die Zeitarbeit gewechselt hatte. Jetzt wurde sie überall, wo sie hinkam, als Rettung in einer angespannten Personalknappheit gesehen, über deren Unterstützung und Kompetenz die anderen sich freuten. Wenn Jennifer bei einem Einsatz irgendwo das Klima nicht gefiel, konnte sie einen erneuten Einsatz dort ablehnen. Ihr Einkommen war höher als vorher und ihre berufliche Zufriedenheit erheblich gewachsen, auch wenn sie ihre Intensivqualifikation nur noch selten einbringen konnte.

Ob Zeitarbeit mit dem Nachteil, immer irgendwo die Neue zu sein, nirgendwo fest in ein Team zu gehören und den häufigen Wechseln auf Dauer für Jennifer das Richtige sein wird, wird sich zeigen. Nicht immer verdient man mehr als in einer regulären Anstellung. Sie hat für sich jedenfalls zunächst eine sehr entlastende Lösung gefunden, die darüber hinaus das Potential bietet, Arbeitsplätze zu erproben und gegebenenfalls eine Festanstellung irgendwo dort zu suchen, wo sie sich wohl fühlt. Zeitarbeit gilt vielen Beschäftigten als schlechte Option, und sie ist sicher keine gute Lösung für jeden, doch dieses Beispiel zeigt, dass sie nicht generell abzuwerten ist. Schließt man zu viele Optionen frühzeitig aus, so engt sich das Feld der Möglichkeiten stark ein. Eine vorurteilsfreie offene Prüfung erweitert hingegen den Handlungsspielraum.

7.2.3 Einfach gehen?

Kündigen, ohne zu wissen, was kommt, das können sich viele Menschen auf keinen Fall vorstellen. Er bedarf einer hohen Unsicherheitstoleranz und Zuversicht.

> **Beispiel**
>
> Ich selbst bin diesen Schritt gegangen, als ich in einer hausärztlichen Gemeinschaftspraxis unglücklich war, es einfach mit dem Kollegen nicht harmonierte und eine Supervision dies nicht auflösen konnte. Als ich irgendwann jeden Morgen mit einem mulmigen Gefühl und der Frage, was heute wohl passiert, zur Praxis gefahren bin, war für mich klar, das mache ich nicht auf Dauer. Da ich eine längere Kündigungsfrist hatte, kündigte ich erst den Partnervertrag und machte mich dann auf die Suche nach einer neuen Praxis, für mich ganz alleine, ohne Partner. Die konnte ich so gestalten, wie ich es für richtig befand, und erst dann suchte ich eine Partnerin, die gut zu mir passte. Der Preis neben dem Aufwand war, dass ich die schon einige Jahre gewachsenen Patientenbeziehungen in der alten Praxis aufgeben musste. Der Gewinn war eine hohe Arbeitszufriedenheit mit der für mich besten Praxispartnerin der Welt und neuen wunderbaren Patienten.

Bei langen Kündigungsfristen und günstigen Bedingungen auf dem Arbeitsmarkt ist es durchaus eine Option, ohne neuen Job zu kündigen. Schwierig wird dieser Weg natürlich, wenn das Selbstbild Botschaften wie „mich will sowieso keiner", „ich tauge nicht genug" enthält. Auch wenn die wirtschaftliche Lage allgemein oder in der betreffenden Branche ungünstig ist, sollte eine Kündigung ohne neue Stelle vermieden werden.

Kündigt man selbst, so droht eine Sperre der Leistungen durch das Arbeitsamt. Attestiert ein Arzt, dass die Kündigung aus gesundheitlichen Gründen auf ärztlichen Rat erfolgte, kann diese Sperre in aller Regel vermieden werden. Dies sollte man vor der Kündigung mit seiner Hausärztin besprechen, nicht danach! Manchmal ist es nicht möglich, eine gute neue Perspektive zu finden, wenn man in den Abgründen der alten Jobkatastrophe festhängt. Neuorientierung braucht Kraft, innere Ruhe und Entspannung.

7.2.4 Selbstständigkeit

> **Beispiel**
>
> Bettina ist aufgrund einer Rötelnerkrankung im Mutterleib hörgeschädigt. Lange arbeitete sie in einem Einzelbüro als medizinische Schreibkraft und war dort sehr zufrieden. Dann ging ihr Chef in Rente und sie wurde versetzt, an mehreren Orten im Krankenhaus tätig, mit hoher Lärmbelastung, vielen Diktaten und unter anderem in der Notaufnahme (!) eingesetzt. Das vertrug sich leider alles gar nicht mit der Hörminderung, doch das Unternehmen stellte ihr keinen behindertengerechten Arbeitsplatz zur Verfügung. Schließlich machte sie sich als Fußpflegerin selbstständig, mit großem Erfolg, und erzählte mir kürzlich, dass sie mehrere Angestellte hat und Zweigpraxen aufbaut.

Der Schritt in die Selbstständigkeit will gut überlegt werden. Er bedarf Beratung und Begleitung, ob man Garnelen züchtet, Käsekuchen backt oder ganz was anderes tut. Gerade für Menschen, die sich in hierarchischen Strukturen schlecht zurechtfinden, kann dies eine Option sein. Doch Achtung, die Arbeitsbelastung ist meist mindestens so hoch wie im Angestelltenverhältnis und die betriebswirtschaftlichen Risiken sind nicht ohne. Sicherheit bieten eine Reduktion auf Teilzeit und auf dieser Basis ein allmählicher Aufbau der Selbstständigkeit.

7.2.5 Gar nicht mehr arbeiten?

Ab einem bestimmten Alter bietet sich das frühzeitige Ausscheiden aus dem Arbeitsleben als Option an. Konkrete Berechnungen sind bei Vereinbarungen zum Vorruhestand oder frühzeitiger Rente eine unabdingbare Basis für Entscheidungen. Dauerhaft aus dem Arbeitsleben zu scheiden, will gut überlegt werden.

> **Beispiel**
>
> Hannes war mit Ende 50 zunächst unfreiwillig durch Umstrukturierungen des Unternehmens in einer Auffanggesellschaft gelandet, die keinen Folge-Job in seiner Qualifikation und Einkommensklasse vermitteln konnte. Diese Zeit erlebte er als sehr belastend. Es war kränkend, nicht mehr gebraucht zu werden, zu jung zum alten Eisen zu gehören. Glücklicherweise kam es zu einer finanziellen Regelung, die ihm nicht zu große Abstriche in der Lebensqualität abverlangte. Mittlerweile hat er einen Teilzeitjob als Hausmeister, der ihm eine gewisse Struktur, das Gefühl nützlich zu sein und eine Ergänzung des Einkommens mit den Vorteilen von viel Freizeit und geringerer Verantwortung ermöglicht und ist damit sehr zufrieden.

Eine Erwerbsminderungsrente benötigt einen oft sehr mühsamen Bewilligungsprozess und setzt eine schwerwiegende, langanhaltende Krankheit voraus. Sie kann auf Zeit oder auf Dauer bewilligt werden und geht mit deutlichen Einkommenseinbußen einher. Diese können teilweise durch einen geringfügigen Zuverdienst kompensiert werden.

> **Beispiel**
>
> Meine mittlerweile 56-jährige Patientin Katja hat eine lange Leidensgeschichte hinter sich. Sie kam vor vier Jahren in die Praxis, klagte über Herzrasen, sei stän-

dig müde, übel, der Kopf brumme, sie habe ein dumpfes Gefühl im ganzen Körper, vertrage keinen Lärm mehr. Katja erhielt bereits Betablocker und ein schlafförderndes Antidepressivum. Sie wirkte sehr angespannt, ängstlich und leidend. Mit der Zeit erfuhr ich mehr über ihren Arbeitsalltag als Krankenschwester, sie war auf eine neue Station versetzt worden, die in Schließung begriffen war. Sie musste hier und da aushelfen, fühlte sich hin und hergeschickt und schaffte das nicht mehr, ließ sich immer wieder krankschreiben. Dann kam ein Bandscheibenvorfall dazu, die schwere körperliche Arbeit mit hochbetagten Patienten kam nicht mehr in Frage, es gab Gespräche mit dem Arbeitgeber über eine Versetzung. Das probeweise Arbeiten in der psychiatrischen Abteilung hat ihr gut gefallen, doch man traute ihr die Arbeit nicht zu und wollte sie dort nicht. Auf der nächsten Station im Unternehmen war die körperliche Belastung machbar, doch mit dem Umgangston kam sie nicht zurecht. Nach kurzer Zeit berichtete sie über Kritik an ihrer Leistungsfähigkeit, der Chef dort wolle sie loswerden, scheute nicht vor unfairen Methoden, für die er sich später sogar entschuldigen musste. Sie schlief erneut schlechter, klagte über Mobbing, nun von Seiten der Kollegen. Ein erneuter innerbetrieblicher Wechsel besserte nichts, sie litt unter Kopfschmerzen, Schwindel, Herzrasen. Als Katja dann einmal ohnmächtig wurde, kam der Verdacht auf einen epileptischen Anfall auf. Neurologen und Psychiater, eine Psychotherapeutin und ein Kardiologe wurden hinzugezogen. Sie durfte keinen Nachtdienst mehr machen, auch dies brachte nur eine begrenzte Entlastung, mehrere Versuche der stufenweisen Wiedereingliederung nach längeren Zeiten der Krankschreibung scheiterten, sie beantragte schließlich Erwerbsminderungsrente.

Als ich sie wiedersah, nachdem letztlich klar geworden war, dass sie nicht mehr als Krankenschwester arbeiten würde, war ich verblüfft. So glücklich und entspannt hatte ich Katja in den ganzen Jahren meiner hausärztlichen Begleitung nie gesehen. Die körperlichen Symptome waren fast verschwunden. Sie konnte den Betablocker absetzen, weil das Herz kaum mehr stolperte. Sie treibt regelmäßig Sport. Die finanziellen Einschränkungen konnte sie zum Teil dadurch auffangen, dass der noch zuhause lebende Sohn mehr zum gemeinsamen Leben beitrug. In der Psychotherapie lernte sie, sich nicht mehr zu überfordern, Dinge gleich anzusprechen und sich helfen zu lassen.

Die Freude auf die Rente kann groß werden, wenn die Arbeit belastet. Doch Vorsicht! Keine Arbeit ist oftmals keine gute Lösung, Arbeitslosigkeit belastet ebenfalls. Viele Arbeitnehmer unterschätzen den Wegfall der sozialen Kontakte, der Anerkennung, der Tagesstrukturierung. Der Übergang hin zu einem Leben ohne Beruf will geplant und gut gestaltet werden.

7.2.6 Wohin soll es für Sie gehen?

Die folgenden Fragen befassen sich auf verschiedene Weise mit einer Neuorientierung und den Schritten dorthin.

> - Was ist der Preis fürs Gehen, was der fürs Bleiben?
> - Was kann ich gewinnen in einer neuen Orientierung? Was wünsche ich mir am meisten, was hat die höchste Priorität? Was könnte schlimmstenfalls nach einer Veränderung geschehen, was bestenfalls?
> - Wenn ein Jahr zu Ende geht, was soll anders sein in meinem Leben als heute?
> - Welchen ersten Schritt kann ich schon in der nächsten Woche machen? Welche weiteren Schritte kann ich tun?
> - Wer oder was könnte mich bei der Erreichung meiner Ziele unterstützen?
> - Wer oder was könnte mich an der Erreichung meiner Ziele hindern?
> - Was müsste passieren, damit ich sage: Wenn das die Lösung ist, will ich mein Problem zurück?

Zusätzlich empfehle ich bei anstehenden Entscheidungen die Übung „Kopf-Herz-Bauch". Jeder kennt die „Pro & Contra Liste" als gängige Methode, um Entscheidungen zu erleichtern. Ergänzend empfehle ich eine Kopf-Herz-Bauch-Einfühlung. Der Verstand (Kopf) ist gut mit einer Auflistung und Gewichtung der Argumente abzubilden. Doch dies reicht nicht für eine gute Entscheidung! Was sagt das Herz? Welche Gefühle kommen auf, wenn ich mir vorstelle, zu bleiben, welche, wenn ich mich mit der Alternative verbinde? Die dritte Instanz, der Bauch, steht für die Körperempfindungen und die Intuition, die in der heutigen Welt ein bisschen unterbewertet werden. Sie können – im Sinne einer Mini-Selbst-Aufstellung – zwei Plätze im Raum auswählen für die beiden Optionen, z. B. für bleiben oder gehen. Dann stellen Sie sich dort jeweils hin und nehmen die Empfindungen, Gefühle und Gedanken wahr. Erforschen Sie auf beiden Plätzen alle drei Bereiche und Ihre Körperempfindungen. Wie fühlt es sich an, hier zu stehen? Wo bekommen Sie kalte Füße? Wo entspannen sich Nacken und Kiefer?

7.3 Fazit und Ausblick

Mein Ausgangspunkt ist: Persönlichkeitsmerkmale, die Gegebenheiten der Arbeitswelt und gesellschaftliche Entwicklungen können zusammen eine gesundheitsgefährdende Mischung bilden.

In den vorangegangenen Kapiteln haben Sie viele Impulse erhalten, wie Sie innerlich und äußerlich besser für Ihre Gesundheit sorgen können, auch wenn Sie in schwierigen beruflichen Konstellationen stecken. Wenn ich mein Ziel erreicht habe, dann sind folgende Veränderungen angeregt:

- Der Zusammenhang zwischen beruflichen Belastungsfaktoren und Gesundheit ist Ihnen bewusster und Sie haben sich gefragt, wie es um Ihre eigene Gesundheit steht.
- Sie haben ein genaueres Verständnis von Ursachen und Folgen von Stress, Burnout und Mobbing.
- Sie können bewusster entscheiden, ob Sie sich von Herausforderungen stressen lassen und besser dafür sorgen, immer wieder in den Ruhe- und Erholungsbereich zu gelangen.
- Sie haben sich selbst, Ihre inneren Anteile, Glaubenssätze und Ihre Prägung genauer kennengelernt und wissen besser, was Sie brauchen, um gut zu gedeihen.
- Sie grenzen sich mehr ab und stehen eher für sich selbst ein.
- Schwierigen Mitmenschen und Konflikten begegnen Sie gelassener.
- Sie betrachten Perfektionismus, Schnelligkeit und Harmoniestreben kritischer.
- Sie bewerten Dienst nach Vorschrift, Fehler machen und zuhause bleiben, wenn man krank ist, positiver als vorher.
- Sie haben reflektiert, was an Ihrem derzeitigen Arbeitsplatz gut ist und was Ihnen schlecht bekommt.
- Sie sind sich Ihrer Erwartungen bewusster und können sie erstens priorisieren, zweitens auch mal loslassen und drittens dafür einstehen.
- Sie haben Mut gefasst, Veränderungen anzugehen.
- Sie haben eine Idee von Lösungsmöglichkeiten und den nächsten Schritten, die Ihnen und Ihrer Gesundheit guttun könnten. Vielleicht möchten Sie auch weitere Hilfe dabei in Anspruch nehmen.

Sie haben Ihre Hausaufgaben gemacht oder sind vielleicht noch dabei. Nun möchte ich ganz am Ende den Blick über das persönliche hinaus noch mal weiter werden lassen. Was bedeutet Gesundheit? Wie führe ich ein erfülltes Leben? Wie sollte die Arbeitswelt sich weiterentwickeln? Und zuletzt: Wie kann sich die Gesellschaft entwickeln, um gesundes Arbeiten zu begünstigen?

Ganz am Anfang dieses Buches lasen Sie: Gesundheit beinhaltet mehr als die Abwesenheit von Krankheit. Was ist Gesundheit? Die Weltgesundheitsorganisation definiert sie als einen Zustand vollkommenen körperlichen, geistigen und sozialen Wohlbefindens. Das klingt groß und unerreichbar, oder? Hier lohnt es sich, genauer zu schauen, was Wohlbefinden meint. Wohlbefinden ist nicht damit zu verwechseln, dass man sich ständig glücklich fühlt. Es bedeutet nicht, nie mehr Stress, Konflikte, Reibung, Probleme, Gefühle von Trauer und Wut zu haben. Die Dosis macht das Gift, ist ein alter Lehrsatz der Medizin. Mir gefällt die folgende Auffassung:

„Wohlbefinden heißt nicht, sich im Zustand ständiger Sicherheit und Ruhe zu befinden, sondern sich fließend zwischen Bedrohung, Risiko, Abenteuer, Aufregung einerseits sowie Sicherheit und Ruhe andererseits hin- und her zu bewegen. Wohlergehen bedeutet, dass dein Körper ein sicherer Ort für dich ist, selbst wenn er sich nicht an einem sicheren Ort befindet. Selbst in Zeiten, in denen es dir nicht gut geht, kannst du wohlauf sein." (Nagosky und Nagosky 2019)

Daran anschließend finde ich es inspirierend, auf die drei Aspekte zu schauen, die die positive Psychologie (Seligmann 2004) als hilfreich für ein erfülltes Leben ansieht:

- Ein angenehmes Leben, das möglichst viele gute Gefühle beinhaltet
- Ein ausgefülltes Leben, mit Flow-Erfahrungen, in denen wir so aufgehen, dass die Zeit stehen zu bleiben scheint, mit intensiver Konzentration
- Ein sinnhaftes Leben, in dem wir etwas für die Welt tun, altruistisch für andere wirken, in dem wir unsere Stärken einbringen können

Wie viel könnte doch ein guter Arbeitsplatz mit einem wertschätzenden und unterstützenden Umfeld, gut dosierten Herausforderungen und der Möglichkeit, die eigenen Talente einzubringen, zu einem gesunden und erfüllten Leben in diesem Sinne beitragen!

Die vielen Seiten dieses Buches, in denen es vor allem um die Möglichkeiten des Einzelnen ging, besser für sich zu sorgen, sollten nicht davon ablenken, dass Unternehmen gut daran täten, die Gesundheit der Mitarbeiter mehr in den Blick zu nehmen. Es gibt immer mehr Firmen, die dies verstanden haben und als Vorreiter neue Formen der Arbeitsorganisation und Mitbestimmung erproben.

Ein Unternehmen mit gesunden, motivierten und leistungsfähigen Mitarbeitern ist am Ende sehr viel erfolgreicher. Deshalb sollte das Wohlbefinden der Beschäftigten ein hohes Ziel sein und jedes Unternehmen ist gut beraten, sich damit zu befassen, wie es um die Gesundheit steht und was die Beschäftigten insgesamt und individuell brauchen. Um das auszuführen, bräuchte es ein weiteres Buch, daher hier nur Schlagworte:

- Eine wertschätzende und menschliche Unternehmenskultur
- Ein gutes Ausmaß an Gestaltungsfreiraum und Verantwortung am Arbeitsplatz
- Warnsysteme für chronische Überlastung
- Hilfe bei Konflikten, z. B. durch Mediatoren
- Geschulte Führungskräfte
- Einbezug der Mitarbeiter bei der Gestaltung der Arbeitsplätze und besonders bei Umstrukturierungsmaßnahmen

- Betriebliche Gesundheitsförderungsmaßnahmen
- Konsequentes Einschreiten bei Mobbing

Kommen wir zum Schluss zur gesellschaftlichen Perspektive. Die größten Fortschritte für die Gesundheit des Menschen entstanden immer in gesellschaftlichen Prozessen. Medizinischer Fortschritt ist nur einer von vielen Faktoren, die zum massiven Anstieg der Lebenserwartung in den letzten Jahrhunderten geführt haben. Mindestens ebenso wichtig sind steigender Wohlstand und Bildungsniveau, gesündere Lebensweise, sauberes Trinkwasser, geregelte Abwasser- und Müllentsorgung, Sozialfürsorge. Nicht zuletzt haben sich die Arbeitsbedingungen bereits extrem verbessert. Arbeitszeit und körperliche Belastung der Berufstätigen sind, beginnend mit der Industrialisierung, den Errungenschaften der Gewerkschaften und modernem Arbeitsschutz massiv gesunken. Und dennoch, es gibt immer noch etwas zu tun. Jede Zeit hat ihre eigenen Probleme.

Wohin sollte es gehen? Ich erlebe die von den jungen Menschen ausgehende Bewegung hin zum besseren Schutz unserer Erde, zu Nachhaltigkeit und Klimaschutz, als ausgesprochen kraftvoll. Sie bedeutet gleichzeitig eine Abkehr von „immer mehr, immer schneller", von rücksichtsloser Ausbeutung der Ressourcen.

> Lina Maly singt so schön: „Alle wachsen, wachsen, doch wer davon gedeiht?"

Vielleicht stehen wir an einem Wendepunkt. Vielleicht ist die Coronakrise ein Einschnitt, der den Wandel beschleunigt, uns auch den Wert der Gesundheit wieder bewusster macht. Unsere kapitalistische Ökonomie beutet nicht nur die Erde, sondern auch die Menschen aus. Wir gehen nicht nur nachlässig mit der Umwelt um, sondern auch mit uns selbst. Wenn es hier zu einem Umdenken kommt, wenn wir uns künftig an gesundem Wachstum und der Pflege des Vorhandenen orientieren, wenn wir langsamer werden und neue Prioritäten setzen, so kommt dies mit Sicherheit der Gesundheit des berufstätigen Menschen zugute.

Literatur

Bruch, Heike und Kowalewski, S. (2012). *Top-Job Trendstudie* https://www.compasso.ch/cm_data/de_Gesunde_Fuehrung_Wie_Unternehmen_eines_gesunde_Performancekultur_entwickeln.pdf. Zugegriffen am 31.5.2020.

Nagosky, E., & Nagosky, A. (2019). *Stress: Warum Frauen leichter ausbrennen und was sie für sich tun können*. München: Kösel.

Seligmann, M. (2004). The new era of positive psychology. Ted Talk. https://www.ted.com/talks/martin_seligman_the_new_era_of_positive_psychology?language=de. Zugegriffen am 31.05.2020.

Westerlund, Hugo et al. (2004). *Workplace Expansion, Long-Term Sickness Absence, and Hospital Admission.* Lancet. 363(9416):1193–7. https://doi:/10.1016/S0140-6736(04)15949-7.

Stichwortverzeichnis

A
Achtsamkeitstraining 34
Aggression 71
Agilität 7
Anerkennung 9
Antreiber, innerer 14
Arbeitsplatzwechsel 78
Arbeitsunfähigkeit 95
Arbeitsverdichtung 6
Aufstellung 83
Autonomie 35

B
Belastungsstörung, posttraumatische 28
Bestandsaufnahme 49
Betriebsarzt 97
Betriebsklima 8
Bindungsfaktor 80
Bossing 69
Burn-out 45
    Risikofaktoren 48

C
Coaching 81

D
Dauerstress 23
Digitalisierung 6

E
Embodiment 90
Entscheidungsspielraum 7
Entspannung 32
Entwicklungstrauma 29
Erschöpfung 32, 46
Erwartungen 59
Erwerbsminderungsrente 110

F
Familienaufträge 51
Familientradition 52
Fehltage 5
Flashback 27
Führungsaufgabe 51

G
Genogramm 54
Geschwindigkeit 17

Glaubenssätze 56
Globalisierung 6
Grenzen 35
Grübeln 41

H
Homeoffice 104

I
Identität 50
Ikigai 86
Informationsflut 7
Intelligenz, emotionale 20
Introjekt 85

K
Kintsugi 30
Konflikt 71
Konfliktrutschbahn 75
Kontrollsystem 14
Kränkung 66
Krankschreibung, rechtliche
    Grundlagen 95

M
Macht 71
Meditation 34
Mitarbeitergespräch 38
Mobbing 67

N
Neuorientierung 88

O
Opferrolle 70

P
Parasympathikus 22
Pausen 36
Perfektionismus 15
Personalabbau 7
Perspektivwechsel 88
Pflichtbewusstsein 18
Phantasieren, positives 89
Präsentismus 2, 97
Psychopharmaka 98
Psychotherapie 99

R
Regression, neurobiologische 23
Rehabilitation 100
Retraumatisierung 28
Rituale 41
Rollenmuster 51

S
Schlafmangel 2
Selbstverantwortung 85
Selbstwirksamkeit 70
Solidarität 103
Stabilität 77, 82
Stärken 49
Stärkung positiver Gedanken 62
Stress 21
Stressabbau 33
Stressor 22
Sympathikus 22
System 82

T
Tagesklinik 99
Teamarbeit 8
Team, inneres 53
Trägheit 77
Trauma 27

U

Überanstrengung 13
Überstunden 4
Umstrukturierung 6

V

Verletzbarkeit 19
Vorruhestand 110
VUCA Welt 7

W

Wachstum, posttraumatisches 30
Wiedereingliederung 98

Wohlbefinden 113
WOOP 88
Work-Life Balance 40

Z

Zeitarbeit 108
Zeitdruck 3
Ziel 88

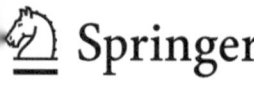

springer.c

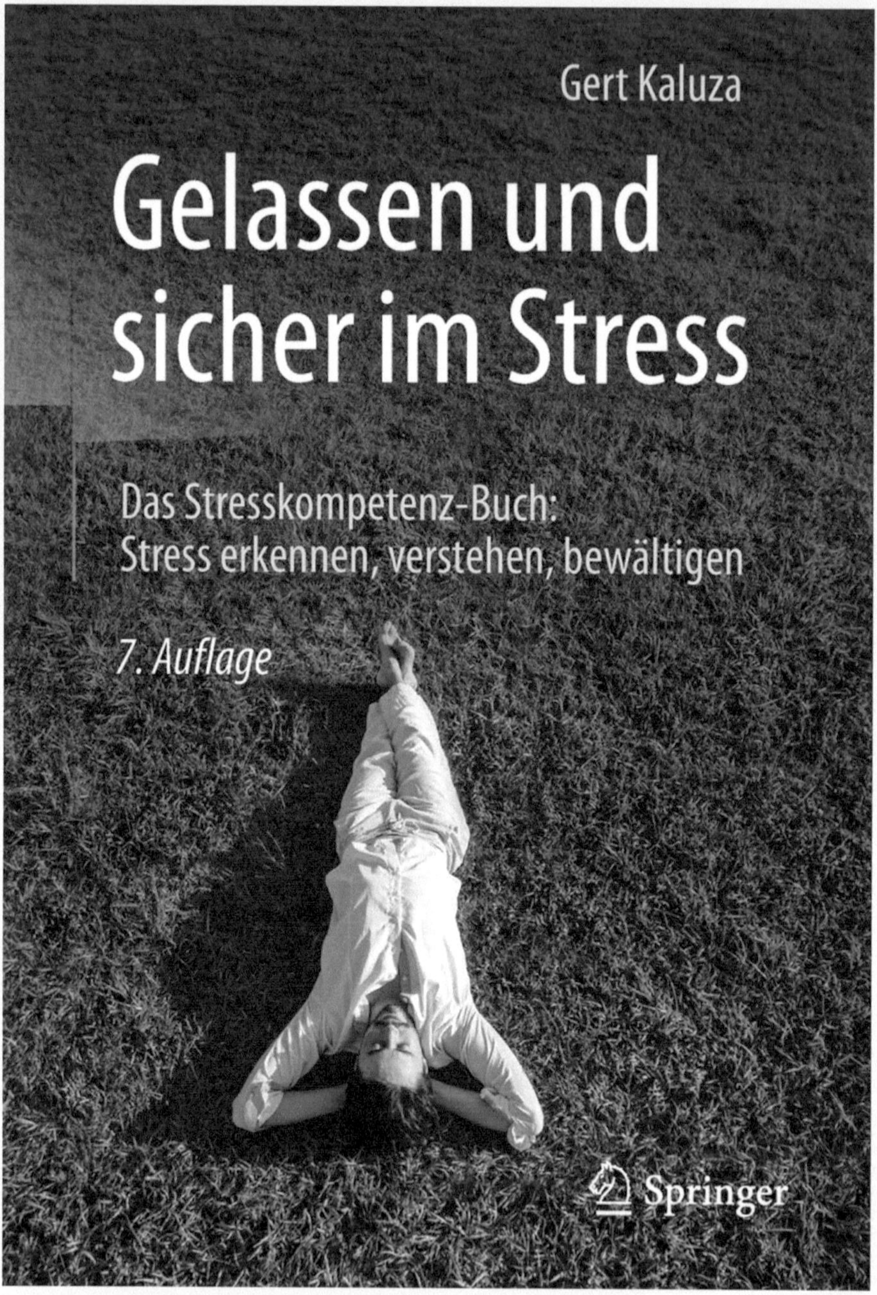

Jetzt im Springer-Shop bestellen:
springer.com/978-3-662-55985-7

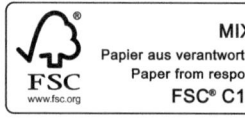

If you have any concerns about our products,
you can contact us on
ProductSafety@springernature.com

In case Publisher is established outside the EU,
the EU authorized representative is:
**Springer Nature Customer Service Center GmbH
Europaplatz 3, 69115 Heidelberg, Germany**

Printed by Libri Plureos GmbH
in Hamburg, Germany